Régime Cétogène

Pour débutants

Régime keto

Défi de 28 jour pour transformer votre corps en une machine à brûler les graisses et optimiser vos performances !

Michèle COHEN

© 2020 M. COHEN

Les idées et les points de vue de l'auteure contenus dans cette publication servent à informer le lecteur de manière utile et instructive. Nous comprenons que les instructions ne conviennent pas à tous les lecteurs et nous nous attendons à ce que les recettes ne plaisent pas à tout le monde. Le livre doit être utilisé de manière responsable et à vos propres risques. Les informations fournies ne garantissent en aucun cas l'exactitude ou l'exhaustivité. Vérifiez toujours auprès de votre médecin si vous n'êtes pas sûr de suivre un régime alimentaire pauvre en glucides. Il n'est pas possible d'éliminer complètement toutes les informations erronées ou les fautes d'impression. L'erreur humaine n'est pas un mythe !

Table des matières

Introduction 9

Partie 1 : Comprendre le régime cétogène 11

    Qu'est-ce que le régime cétogène ? ----------------------------- 12

    Qu'est-ce que la cétose ? -- 14

    Comment le régime cétogène favorise-t-il la perte de poids ? -- 17

    Variantes de régimes cétogènes -------------------------------- 19

    Le régime cétogène est-il bon pour la santé ? ---------------- 22

    Glucides vs Glucides nets --------------------------------------- 24

    Effets secondaires du régime cétogène ------------------------ 25

    Comment établir un régime cétogène bien formulé ? ------------ 27

Partie 2 : Alimentation cétogène 28

    Aliments à consommer dans le cadre d'un régime cétogène ---- 29

    Aliments à éviter dans le cadre d'un régime cétogène ---------- 32

Partie 3 : Plan de repas de 28 jours 33

Partie 4 : Recettes Low-carb 63

    PRÉPARATIONS BASIQUES -------------------------------------- 64

        Bouillon d'os de poulet ------------------------------------- 64

        Sauce tomate -- 66

        Sauce au fromage --- 67

        Vinaigrette Ranch --- 68

        Vinaigrette simple --- 69

        Croustilles de parmesan ----------------------------------- 70

        Couscous de chou-fleur ------------------------------------ 71

        Zoodles --- 72

    PETIT-DÉJEUNER -- 73

        Œufs au bacon -- 73

        Omelette Muffins -- 74

        Frittata aux épinards -- 75

Œufs aux avocats ------- 76
Œufs brouillés au fromage ------- 77
Casserole de petit-déjeuner ------- 78
Milk-shake aux baies ------- 79
Cookies à la vanille ------- 80
Omelette aux épinards ------- 81

DÉJEUNER ------- 83
Dinde à la sauce au fromage ------- 83
Roulés au bacon à la dinde ------- 84
Poulet aux légumes rôtis ------- 85
Tartelettes keto ------- 86
Poivrons farcis à l'italienne ------- 88
Salade de poulet aux épinards ------- 90
Salade César au poulet ------- 91
Ailes de poulet à la vinaigrette ranch ------- 92
Biscuit au bacon ------- 93
Roulade de poulet ------- 94
Salade de crevettes à l'avocat ------- 95
Couscous de chou-fleur ------- 96

DÎNER ------- 97
Pizza keto ------- 98
Salade d'épinards ------- 100
Mélange de légumes ------- 101
Filet de porc au bacon ------- 102
Pois gourmand au bacon ------- 103
Ragoût de bœuf ------- 104
Poulet Buffalo ------- 105
Haricots verts aux noix de pécan ------- 107
Boulettes de viande au chorizo ------- 108
Burger au bacon ------- 109

- Bombe de bacon — 110
- Cari de crevettes aux choux-fleurs — 112
- Bœuf à la bolognaise — 114
- Burger omnivore — 116
- Ragoût de bœuf à la cannelle — 118
- Sauté de saucisses aux épinards — 120
- Poulet croustillant au curry — 121
- Poulet effiloché — 122
- Fresque Queso frit — 124
- Soupe de moules — 125

DESSERT — 127
- Pudding au chia — 127
- Bombes de gras aux amandes — 128
- Brownies — 129
- Mousse d'avocat aux amandes — 130
- Crème fouettée — 131
- Cake aux épices — 132
- Cookies à la vanille — 134
- Café Bulletproof — 136
- Chai Bulletproof — 137
- Truffes à la noix de coco — 138
- Glace crémeuse à la vanille — 139

Conclusion 140
Conversion des unités de mesure 141

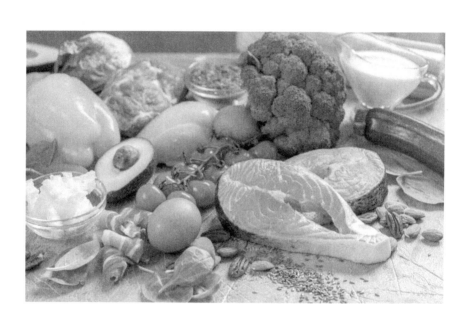

Introduction

Le régime cétogène est un régime pauvre en glucides, modéré en protéines et riche en graisses qui peut vous aider à brûler les graisses plus efficacement. Il présente de nombreux avantages pour la perte de poids, la santé et les performances, comme le montrent plus de 50 études à travers le monde. C'est pourquoi il est recommandé par de nombreux spécialistes.

Manger sainement avec un mode de vie cétogène signifie choisir des aliments qui contiennent une nutrition optimale et vous apportent suffisamment de glucides pour rester en bonne santé, mais pas assez pour vous alourdir et saboter vos objectifs de perte de poids ou autres.

Bien que vous mangiez beaucoup moins de glucides dans le cadre d'un régime cétogène, vous maintenez une consommation modérée de protéines et pouvez augmenter votre consommation de graisses. La réduction de l'apport en glucides place votre corps dans un état métabolique appelé cétose, où les graisses, provenant de votre alimentation et de votre corps, sont brûlées pour produire de l'énergie.

Lorsque vous mangez très peu de glucides, votre foie produit des cétones à partir des graisses. Ces cétones servent ensuite de source de carburant dans tout le corps, en particulier pour le cerveau.

Lorsque le corps s'adapte à la combustion des graisses (cétones) plutôt qu'au sucre comme carburant, des envies peuvent survenir et certaines personnes s'aperçoivent qu'elles ne se sentent tout simplement pas si bien. Beaucoup sont victimes de la tentation d'abandonner avant de pouvoir réellement profiter des avantages de l'adaptation cétogène !

Dans cet ouvrage, vous découvrirez un plan de repas de la période d'adaptation cétogène de 28 jours, ainsi que de délicieuses recettes à base d'aliments complets, qui comblent et satisferont vos faims tout en maîtrisant vos besoins.

Partie 1 : Comprendre le régime cétogène

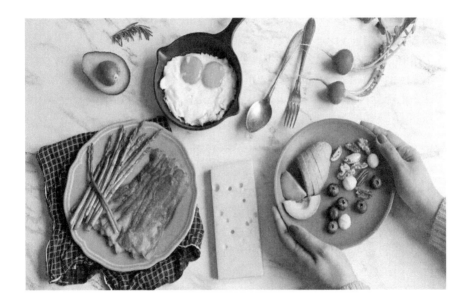

Qu'est-ce que le régime cétogène ?

Un régime cétogène ou keto est un régime qui tire la plupart de ses calories des lipides et seulement un petit nombre de calories des glucides. Ce régime alimentaire oblige l'organisme à brûler les graisses plutôt que les glucides pour l'énergie. Normalement, les glucides que vous mangez sont transformés en glucose dans le corps, qui est utilisé pour l'énergie autour du corps et dans le cerveau. Mais, si vous ne mangez pas assez de glucides, votre corps a un système de secours pour brûler les graisses. Le foie peut utiliser les graisses stockées et les graisses que vous mangez comme source d'énergie. La graisse stockée est divisée en deux parties, les acides gras et les corps cétoniques. Les corps cétoniques alimentent le cerveau au lieu du glucose. Le fait d'avoir beaucoup de corps cétoniques dans le sang s'appelle la cétose.

Lorsque j'ai découvert un style de vie keto, quelque chose m'a vraiment inspiré à faire des recherches détaillées. J'ai lu beaucoup d'articles et d'études, j'ai vu de vraies personnes obtenir d'excellents résultats, puis j'ai mis la théorie en pratique et voilà ! Je l'ai fait ! Et je l'ai bien fait ! Un mois après avoir commencé ce mode de vie incroyable, ma vie a complètement changé.

J'ai commencé à suivre un régime cétogène avec un apport calorique quotidien de 5 % de glucides, 20 % de protéines et 75 % de graisses. J'ai aussi essayé de rester dans les limites de mes besoins caloriques. Ce n'est pas difficile, car un symptôme courant de ce régime est la sensation de satiété. La suppression de l'appétit peut être liée à un apport plus élevé en graisses et en protéines. Mon but ultime était de stimuler le métabolisme du corps pour accélérer ma perte de poids. En plus d'être en cétose, j'ai essayé de faire quelques changements pour aider à stimuler mon métabolisme. Certains de ces changements incluent manger un bon petit-déjeuner, faire des exercices simples pour construire des muscles, manger des protéines à chaque repas, boire du thé vert, et ajouter des piments forts à mes repas.

Une fois que j'ai atteint mon poids idéal, j'ai essayé d'alterner des jours à très faible teneur en glucides avec des jours à teneur élevée en glucides pour que je puisse dire que ce plan simple fonctionne pour moi. Alternativement, vous pouvez continuer votre style de vie cétogène, mais vous pouvez manger un peu plus de nourriture pour maintenir votre poids. Vous pouvez ajouter un peu plus de protéines, mais gardez un faible taux de glucides. Vous pouvez ajouter plus de glucides seulement avant et après les séances d'entraînement. Il est conseillé d'aller lentement, d'augmenter votre limite quotidienne de glucides de 10 à 20 grammes pendant une semaine ou deux, et de s'en tenir aux aliments paléo. Dans cette phase, vous pouvez manger des glucides riches en nutriments et en fibres comme les carottes, les poivrons, les pommes de terre, les navets, les poires, les bananes, les oranges et les fraises. Une autre excellente façon de maintenir votre objectif de poids est de combiner le jeûne intermittent avec le jeûne musculaire de plus. L'important, c'est de trouver la quantité parfaite d'aliments pour votre corps, votre âge et votre niveau d'activité. La plupart des gens, y compris moi, n'ont pas besoin d'être en cétose pour maintenir un poids santé, tant qu'ils suivent un régime pauvre en glucides comme le régime Low-carb, le régime Paléo ou un régime méditerranéen pauvre en glucides. Presque quatre ans après le début de mon keto, je maintiens mon poids idéal, me sentant libre de la nourriture comme je ne l'ai jamais eue auparavant.

Qu'est-ce que la cétose ?

La cétose est un état métabolique dans lequel la graisse fournit la majeure partie du carburant pour l'organisme.

Elle se produit lorsque l'accès au glucose (sucre sanguin), qui est la source de carburant préférée de nombreuses cellules de l'organisme, est limité.

La cétose est le plus souvent associée à des régimes cétogènes et très pauvres en glucides. Elle se produit également pendant la grossesse, la petite enfance, le jeûne et la famine.

Pour entrer en cétose, les gens doivent généralement consommer moins de 50 grammes de glucides par jour et parfois aussi peu que 20 grammes par jour.

Pour cela, il faut éliminer certains aliments de votre régime alimentaire, comme les céréales, les bonbons et les boissons sucrées. Vous devez également réduire votre consommation de légumineuses, de pommes de terre et de fruits.

Dans le cadre d'un régime à très faible teneur en glucides, les niveaux d'insuline diminuent et les acides gras sont libérés en grande quantité des réserves de graisse de l'organisme.

Beaucoup de ces acides gras sont transférés au foie, où ils sont oxydés et transformés en cétones (ou corps cétoniques). Ces molécules peuvent fournir de l'énergie à l'organisme.

Contrairement aux acides gras, les cétones peuvent traverser la barrière hématoencéphalique et fournir de l'énergie au cerveau en l'absence de glucose.

Combien de temps faut-il pour que la cétose s'installe ?

La plupart des gens passent à l'état de cétose en un à trois jours. Chez certaines personnes, cela peut prendre une semaine entière, car tous les corps sont différents. Les facteurs qui influent sur la rapidité avec laquelle vous entrez en cétose comprennent votre poids corporel actuel, votre régime alimentaire et votre niveau d'activité.

Pour entrer en cétose, votre corps doit d'abord brûler son approvisionnement en glycogène (glucose). Une fois que les glycogènes sont épuisés, votre corps signale qu'il est temps de commencer à décomposer ces acides gras. Au cours des jours suivants, le foie reçoit le message de commencer à excréter les cétones. Cette dernière partie du processus indique que vous êtes en cétose.

Les cétones peuvent fournir de l'énergie au cerveau

C'est un malentendu courant que le cerveau ne fonctionne pas sans glucides alimentaires.

Il est vrai que le glucose est préféré et que certaines cellules du cerveau ne peuvent utiliser le glucose que comme carburant.

Cependant, une grande partie de votre cerveau peut également utiliser les cétones comme source d'énergie, par exemple pendant la famine ou lorsque votre régime alimentaire est pauvre en glucides.

En fait, après seulement trois jours de famine, le cerveau tire 25 % de son énergie des cétones. En cas de famine prolongée, ce chiffre passe à environ 60 %.

De plus, votre corps peut utiliser les protéines pour produire le peu de glucose dont le cerveau a encore besoin pendant la cétose. Ce processus est appelé gluconéogenèse.

La cétose et la gluconéogenèse sont parfaitement capables de satisfaire les besoins énergétiques du cerveau.

La cétose n'est pas la même chose que l'acidocétose !

Les gens confondent souvent cétose et acidocétose.

Alors que la cétose fait partie du métabolisme normal, l'acidocétose est une maladie métabolique dangereuse qui peut être mortelle si elle n'est pas traitée.

En cas d'acidocétose, le sang est inondé par des niveaux extrêmement élevés de glucose (sucre dans le sang) et de cétones.

Lorsque cela se produit, le sang devient acide, ce qui est très dangereux.

L'acidocétose est le plus souvent associée à un diabète de type 1 non contrôlé. Elle peut également survenir chez les personnes atteintes de diabète de type 2, bien que ce soit moins fréquent.

En outre, un abus d'alcool grave peut entraîner une acidocétose.

Comment le régime cétogène favorise-t-il la perte de poids ?

L'une des premières choses que nous perdons toujours lorsque nous adoptons un régime est très certainement le poids de l'eau. Le corps stocke le glucose sous forme de graisse adipeuse, mais une petite quantité de glucose est stockée sous forme de glycogène, principalement composé d'eau. Le glycogène est destiné à fournir une énergie rapide et éclatante, celle dont nous avons besoin lorsque nous sprintons ou soulevons des poids.

Lorsque nous réduisons les glucides, le corps se tourne vers le glycogène en tant que premier réservoir d'énergie, ce qui explique la perte de poids en eau au début. Cet éclatement initial de poids perdu peut être un stimulant pour le moral de beaucoup, et c'est un bon augure pour l'avenir de ceux qui s'en tiennent au régime cétogène.

Avec le régime cétogène, vous savez que vous obtiendrez une disparition naturelle de la faim, en raison de l'ajustement des hormones qui contrôlent les sentiments de faim et de plénitude. En plus de cela, les aliments que nous consommons habituellement pendant le régime aident également à perdre du poids.

On sait que les graisses et les protéines sont plus rassurantes et épanouissantes que les glucides sucrés. Lorsque nous adoptons un régime alimentaire riche en graisses tout en réduisant les glucides, nous réalisons deux choses à peu près en même temps. La diminution des glucides, en particulier des sucres sucrés, réduit le désir de manger simplement parce que vous en avez envie, et non pas parce que vous avez vraiment faim. Augmenter la consommation de graisse crée également l'effet de satiété beaucoup plus rapidement et vous permet de vous sentir rassasié. C'est en partie pourquoi de nombreuses personnes qui suivent une diète cétogène disent qu'elles peuvent prendre deux repas par jour, sans ressentir la moindre pincée de faim.

Variantes de régimes cétogènes

Les variantes les plus courantes sont :

1. Régime cétogène standard

Rapport des macronutriments : **75 % de matière grasse, 15-20 % de protéines, 5-10 % de glucides**

Dans le cadre du régime alimentaire standard, tous les repas et les collations sont préparés à partir de matière grasse comme les avocats, le beurre, le ghee, les poissons et les viandes gras, les olives et l'huile d'olive. Vous devez consommer environ 150 grammes de graisses par jour (la quantité contenue dans près de ¾ tasse d'huile d'olive et trois fois la quantité que vous mangez actuellement) afin de modifier votre métabolisme de manière à ce qu'il brûle les graisses comme combustible. Dans le même temps, vous devez réduire vos glucides de plus de 300 grammes par jour à 50 grammes au maximum (ce qui correspond à peu près à la quantité contenue dans un seul muffin aux myrtilles). Cela signifie que vous devez vous en tenir aux légumes à feuilles, aux légumes non amylacés et aux fruits à faible teneur en glucides comme les baies et le melon. Enfin, vous consommerez une quantité modérée de protéines, soit environ 90 grammes par jour ou 30 grammes à chaque repas (pensez à 120 grammes de viande, de poisson ou de volaille).

2. Régime cétogène ciblé

Rapport des macronutriments : **65-70 % de matière grasse, 20 % de protéines, 10-15 % de glucides**

Le régime cétogène ciblé est populaire parmi les athlètes et les personnes actives qui ont un mode de vie keto, mais qui ont besoin de plus de glucides. Il permet d'ajouter 20 à 30 grammes de glucides avant et après les séances d'entraînement afin de favoriser un exercice plus intense et une meilleure récupération. Les meilleures options sont les fruits, les produits laitiers, les aliments à base de céréales ou les produits de nutrition sportive. Comme les glucides complémentaires sont facilement brûlés, ils ne sont pas stockés sous forme de graisse corporelle.

3. Régime cétogène cyclique

Rapport des macronutriments : **75 % de matière grasse, 15-20 % de protéines, 5-10 % de glucides** les jours de keto ; **25 % de matière grasse, 25 % de protéines et 50 % de glucides** les jours de repos.

Le régime cétogène cyclique est un moyen d'entrer et de sortir de la cétose tout en bénéficiant d'une alimentation plus équilibrée pendant vos jours de repos. Cette approche comprend cinq jours d'alimentation traditionnelle et deux jours sans cétose par semaine. Certaines personnes choisissent de conserver leurs jours de repos pour les fêtes, les anniversaires et les vacances. Pour obtenir les meilleurs résultats, mangez des aliments sains et riches en glucides pendant vos jours de pause, notamment des fruits, des légumes riches en amidon, des produits laitiers et des céréales complètes (plutôt que des sucres ajoutés ou des produits hautement transformés).

4. Régime cétogène hyperprotéiné

Rapport des macronutriments : **60-65 % de matière grasse, 30 % de protéines, 5-10 % de glucides**

Ce plan implique de consommer environ 120 grammes de protéines par jour (soit quatre portions de 120 grammes de viande, de poisson ou de volaille) et environ 130 grammes de graisse par jour. Les glucides sont toujours limités à moins de 10 % des calories quotidiennes. Mais beaucoup de gens trouvent cette variante modifiée plus facile à suivre, car elle permet de manger plus de protéines et moins de graisses que le régime cétogène standard.

La mise en garde est que cette approche peut ne pas entraîner de cétose, car comme les glucides, les protéines peuvent être converties en glucose pour le carburant. Mais le régime cétogène à haute teneur en protéines entraîne généralement une perte de poids.

Le régime cétogène est-il bon pour la santé ?

Nous disposons de preuves solides montrant qu'un régime cétogène réduit les crises chez les enfants, parfois aussi efficacement que les médicaments. En raison de ces effets neuroprotecteurs, des questions ont été soulevées sur les avantages possibles pour d'autres troubles cérébraux tels que la maladie de Parkinson, la maladie d'Alzheimer, la sclérose en plaques, les troubles du sommeil, l'autisme et même le cancer du cerveau. Cependant, aucune étude sur l'homme ne permet de recommander la cétose pour traiter ces affections.

La perte de poids est la principale raison pour laquelle les personnes suivent le régime cétogène. Des recherches montrent que la perte de poids est plus rapide lorsque les patients suivent un régime cétogène ou à très faible teneur en glucides que les participants à un régime plus traditionnel à faible teneur en graisses.

Il a également été démontré qu'un régime cétogène améliore le contrôle de la glycémie chez les patients atteints de diabète de type 2, du moins à court terme. La controverse est encore plus vive si l'on considère l'effet sur le taux de cholestérol. Quelques études montrent que certains patients ont une augmentation du taux de cholestérol au début, pour voir le cholestérol baisser quelques mois plus tard. Cependant, il n'existe pas de recherche à long terme analysant ses effets sur le diabète et l'hypercholestérolémie.

Voici les bienfaits avérés du régime cétogène pour la santé :

Diminution significative de l'appétit : cette caractéristique est très utile lorsque votre objectif est de perdre du poids.

Perte de poids durable : une autre chose qui pèse sur le régime cétogène est le fait que vous n'avez pratiquement pas à faire attention aux rebonds de poids soudains ou aux gains de poids fous si vous suivez le régime.

Pensées plus claires : en raison des avantages neuroprotecteurs que les cétones confèrent réellement au cerveau, l'un des avantages supplémentaires du keto serait de bénéficier d'un esprit plus net et plus clair.

Humeurs plus stables : lorsque le corps entre en cétose, les cétones générées pour l'énergie contribuent également à l'équilibre entre deux neurotransmetteurs qui régissent le cerveau : l'acide gamma-aminobutyrique, et le glutamate. Pour un cerveau en bonne santé et heureux, il est nécessaire de maintenir un équilibre correct entre ces deux substances, et les cétones aident certainement à atteindre cet objectif.

Niveau d'énergie optimal : la cétone vous permettra de faire l'expérience de niveaux d'énergie plus ou moins constants aussi longtemps que vous mangez au moment où vous avez faim.

Taux de triglycérides réduit : avec un apport réduit en glucides, le taux de triglycérides dans le sang serait automatiquement réduit. Les triglycérides se forment lorsque nous avons un excès de calories, généralement des glucides, ce qui permet au corps de commencer le processus de stockage de l'énergie non requise sous forme de graisse. Lorsque le corps est alimenté principalement par des cétones et non par du glucose, la nécessité de produire des triglycérides diminue en raison du changement des habitudes alimentaires.

Moins de stress oxydatif : le régime cétogène est responsable de l'augmentation des antioxydants présents dans le corps, tout en réduisant directement l'oxydation subie par les mitochondries du corps. Avec une activité antioxydante accrue pendant le régime keto, les radicaux libres ont tendance à avoir plus de mal à infliger des dommages oxydatifs à votre corps. Moins d'oxydation signifie généralement que nos cellules et nos organes fonctionnent mieux et bénéficient d'une durée de vie plus longue. Cela signifie également que nous pourrions avoir une chance de prolonger notre longévité, car l'oxydation, l'une des principales causes du vieillissement, voit son activité restreinte dans une certaine mesure pendant le régime cétogène.

Glucides vs Glucides nets

Les glucides existent sous une forme ou une autre dans presque toutes les sources alimentaires. L'élimination totale des glucides est impossible et peu pratique. Nous avons besoin de certains glucides pour fonctionner. Il est important de le savoir si nous voulons comprendre pourquoi certains aliments qui font partie de la catégorie restreinte d'un régime cétogène sont de meilleurs choix que d'autres.

Les fibres comptent comme un glucide dans la décomposition nutritionnelle d'un repas. Ce qu'il est important de noter, c'est que les fibres n'affectent pas de manière significative notre taux de sucre dans le sang — une bonne chose, car c'est un macronutriment essentiel qui nous aide à digérer correctement les aliments. En soustrayant la quantité de fibres du nombre de glucides dans la valeur nutritive d'un ingrédient ou d'une recette, on obtient ce que l'on appelle les glucides nets.

Pensez à votre salaire avant impôts (brut), et après (net). Une terrible analogie, peut-être, puisque personne n'aime payer des impôts, mais une analogie efficace pour essayer de comprendre les glucides par rapport aux glucides nets et comment les suivre. Vous introduisez un certain nombre de glucides dans votre corps, mais ils n'ont pas tous une incidence sur votre taux de glycémie.

Effets secondaires du régime cétogène

La cétose consiste à modifier la façon dont vous mangez pour changer le procédé dont votre corps convertit ce que vous mangez en énergie. Le processus de cétose fait basculer l'équation de la combustion du glucose à la combustion des graisses pour obtenir du carburant. Cela s'accompagne d'éventuels effets secondaires lorsque votre corps s'adapte à un nouveau mode de fonctionnement.

Grippe cétogène

La grippe keto peut durer de quelques jours à quelques semaines. Les changements métaboliques qui se produisent à l'intérieur de l'organisme lorsque celui-ci se sèvre de la combustion du glucose pour obtenir de l'énergie peuvent entraîner des sentiments accrus de léthargie, d'irritabilité, de douleurs musculaires, de vertiges ou de brouillard cérébral, des modifications des selles, des nausées, des maux d'estomac et des difficultés à se concentrer. Je sais, cela semble terrible, et probablement vaguement familier. Oui, ce sont tous des symptômes courants de la grippe, d'où son nom.

Les facteurs qui provoquent ces symptômes sont notamment un déséquilibre des électrolytes (sodium, potassium, magnésium et calcium) et le manque de sucre dû à la diminution significative de la consommation de glucides.

Pour éviter la grippe cétogène, suivez ces règles simples :

- Buvez assez d'eau (avec une pincée de sel non raffiné).
- Complétez votre alimentation avec du sodium, du potassium et du magnésium.
- Mangez plus de gras.
- Faites des exercices de faible intensité le matin.
- Soulager le stress par la méditation.
- Un bon sommeil est la clé du succès.

Mauvaise haleine

La mauvaise haleine est une chose à laquelle vous devez vous préparer lorsque vous passez au keto. Il y a deux raisons pour lesquelles cela se produit.

Lorsque votre corps entre en cétose et commence à libérer des cétones, une des cétones libérées est l'acétone. L'acétone est excrétée par l'urine et par l'haleine dans la tentative du corps de terminer le processus métabolique de décomposition de ces acides gras. Cela peut entraîner une haleine malodorante.

L'avantage, c'est que l'haleine est un bon indicateur de la cétose de votre corps. La durée de l'odeur varie en fonction de l'adaptation de votre corps à la cétose. De nombreuses sources indiquent qu'elle dure entre une semaine et un peu moins d'un mois.

Certaines solutions pour éviter ou réduire l'haleine cétonique consistent à toujours être armé d'un chewing-gum sans sucre, à réduire l'apport en protéines et à s'assurer de suivre une bonne routine dentaire (brossage et fil dentaire).

Comment établir un régime cétogène bien formulé ?

Les protéines, les glucides et les lipides sont les trois macronutriments dont votre corps a besoin pour sa croissance et sa santé. Un régime cétogène bien formulé peut être considéré comme une répartition de ces trois macronutriments dans cet ordre, de haut en bas. Voici une bonne formule à suivre :

1. Éliminer le sucre et les aliments riches en glucides

2. Atteignez votre objectif en protéines

3. Utilisez la graisse comme levier

Partie 2 : Alimentation cétogène

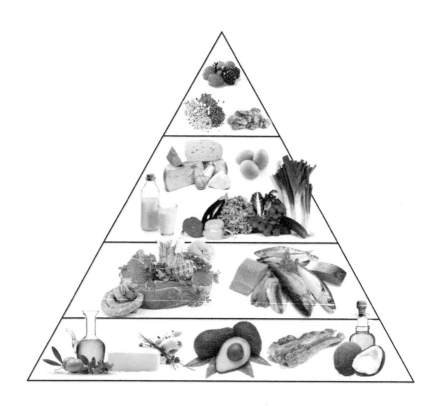

Aliments à consommer dans le cadre d'un régime cétogène

Ci-après une liste détaillée de produits alimentaires adaptés au besoin cétogène.

Légumes : Laitues (tous types), légumes verts (épinards, bettes à carde, choux, moutarde, choux frisés et navets) ; champignons, oignons, ail, asperges, roquette, avocats, céleri, courges, choux-raves, radis, brocolis, tomates, choux-fleurs, courgettes, aubergines.

Avec modération : artichauts, choux de Bruxelles, brocolis, choux-fleurs, concombres, haricots verts, choux, gombo, pois mange-tout, pois mange-tout et fenouil.

Fruits : Mûres, canneberges, framboises, citron, citron vert, noix de coco et tomates.

Viande et volaille : Bœuf, porc, gibier, agneau et veau, poulet, dinde et canard.

Viande hachée : Porc, bœuf, dinde et viande hachée mixte.

Charcuterie : Bacon, pancetta, pepperoni, salami, chorizo, jambon, pastrami, prosciutto et speck.

Avec modération : bologne et mortadelle.

Produits de la mer : Poisson gras, poisson blanc, homard, crabe, crevettes, coquilles Saint-Jacques, moules, calamars, huîtres et poulpe.

Produits laitiers : Fromage à la crème, fromage bleu, mozzarella, brie, fromage Colby, chèvre, provolone, Gouda, camembert et fromage suisse ; crème épaisse, double crème, moitié-moitié ; beurre et ghee ; œufs.

Avec modération : lait entier, cheddar, feta, yaourt grec complet, crème fraîche, mascarpone, fromage blanc, crème aigre (crème acide) et ricotta.

Noix et graines : arachides, amandes, noix, noix du Brésil, noix de pécan, noisettes, noix de macadamia, pignons, graines de chia, graines de chanvre, graines de courge et graines de tournesol.

Graisses et huiles : Huile de noix de coco, huile d'avocat, huile d'olive, huile de lin, beurre de cacao et huile de noix ; saindoux, graisse de canard et suif.

Boissons : Café, thé, soda diététique, eau de Seltz, eau gazeuse, smoothies keto, boissons énergétiques sans glucides.

Herbes et épices (fraîches ou séchées) ; cubes et granulés de bouillon.

Sauces et condiments : Mayonnaise, moutarde, sauce tomate, vinaigre et sauce piquante (vérifiez bien l'étiquette de la valeur nutritive).

Conserves : thon, anchois, crabe, saumon, sardines, tomate, choucroute, cornichons et olives (vérifiez l'étiquette de la valeur nutritive).

Produits de boulangerie : farine d'amandes, farine de noix de coco, poudre à lever, bicarbonate de soude, cacao, extrait de vanille, chocolat noir, glucomannane en poudre.

Beurres de noix et de graines : beurre de cacahuète, beurre d'amande, beurre de noisette, beurre de noix de macadamia, beurre de noix de coco, beurre de noix de pécan, beurre de graines de tournesol, beurre de noix et tahini.

Boissons alcoolisées : Whisky, brandy, martini sec, vodka et tequila.

Algues marines : Wakamé, chlorella, nori, spiruline et varech.

Édulcorants : Les gouttes de stévia, l'érythritol et la lotte sont des édulcorants sans glucides ; le Splenda (édulcorant à base de sucralose) contient 0,5 g de glucides par paquet (1 g) ; l'érythritol contient 4 grammes de glucides par cuillère (4 g) ; le xylitol contient 4 grammes de glucides par cuillère (4 g).

Aliments à éviter dans le cadre d'un régime cétogène

Grains et graines de céréales : Riz, blé, quinoa, avoine, amarante, orge, sarrasin, maïs, millet.

Farines : Farine de blé, farine de maïs, amidon de maïs, manioc, dal et fèves.

Amidons et fécules : Légumes féculents, soja, lentilles, sagou, tapioca, plantain, banane et mesquite.

Sucres : Tous les types de sucre et de sirop

Huiles végétales transformées et gras trans : Diglycérides, graisses alimentaires, margarines, huile de maïs, huile de coton, huile de pépins de raisin, huile de carthame et huile de soja.

Lait et produits laitiers allégés : lait écrémé évaporé, yaourts allégés, substituts de beurre sans matière grasse, et fromage allégé.

Poisson d'élevage, viande transformée.

Boissons sucrées : soda et boissons énergétiques.

Partie 3 : Plan de repas de 28 jours

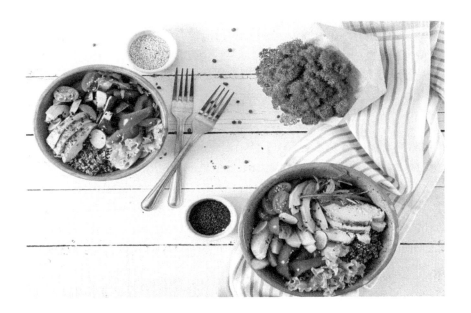

J'ai créé un plan de repas facile à suivre pour que vous puissiez commencer votre voyage en toute sérénité.

Si vous n'aimez pas l'ingrédient présenté dans ce menu, remplacez-le par un autre ingrédient contenant la même quantité de glucides nets.

Surveillez votre consommation de magnésium, de potassium et de sodium. Les électrolytes sont nécessaires à la santé et à la perte de poids, surtout pendant les premiers jours du régime cétogène.

Ce plan peut ne pas vous convenir, vous pouvez donc faire de petits ajustements. Si vous avez besoin de moins de protéines, réduisez la quantité de viande et d'œufs. Ne vous inquiétez pas d'un petit excès de protéines, il ne vous expulsera pas de la cétose.

Pour chaque recette, j'ai répertorié le nombre total de matières grasses, de protéines et de glucides nets. L'érythritol est un édulcorant non nutritif couramment utilisé dans la cuisson à faible teneur en glucides. Parce que cela n'a pas d'impact sur la glycémie, il est soustrait du nombre total de glucides de la recette.

Il est à noter que les valeurs nutritionnelles ont été calculées en fonction de la marque des ingrédients utilisés, il peut y avoir de légères variations si vous optez pour des produits différents.

Jour 1

Petit-déjeuner

2 Omelettes Muffins

Déjeuner

Salade de poulet aux épinards

[2 tasses d'épinards, 3 cuillères d'huile d'olive et ⅓ tasse de poulet]

Dîner

Burger au bacon [1 galette et demie] [réfrigérez le reste]

Salade d'épinards [ajoutez 1 cuillère de beurre]

*****

Total journalier

139,8 g de matière grasse, 7,7 g de glucides nets et 77,8 g de protéines

Jour 2

Petit-déjeuner

Œufs brouillés au fromage

Déjeuner

Salade d'épinards et burger au bacon

[4 tasses d'épinards, 4 cuillères d'huile d'olive et 3 cuillères du reste de viande]

Dîner

Ragoût de bœuf à la cannelle [mangez 80 % du ragoût]

*****

Total journalier

142,5 g de matière grasse, 6,5 g de glucides nets et 72,6 g de protéines

Jour 3

Petit-déjeuner

2 Omelettes Muffins

Déjeuner

Salade d'épinards sans viande

[4 tasses d'épinards et 4 cuillères d'huile d'olive]

Dîner

Poulet croustillant au curry

Fresque Queso frit [100 g de Queso frit]

*****

Total journalier

134 g de matière grasse, 4,1 g de glucides nets et 72,6 g de protéines

Jour 4

Petit-déjeuner

Œufs brouillés au fromage

Déjeuner

Salade de poulet aux épinards

[4 tasses d'épinards, 4 cuillères d'huile d'olive et ⅓ tasse de poulet]

Dîner

Sauté de saucisses aux épinards [mangez ⅓ de la recette totale] [congelez le reste en 2 portions] [ajoutez ¼ tasse de fromage cheddar râpé]

*****

Total journalier

140 g de matière grasse, 10,5 g de glucides nets et 76,7 g de protéines

Jour 5

Petit-déjeuner

2 Omelettes Muffins

Déjeuner

Sauté de saucisses aux épinards et salade d'épinards

[4 tasses d'épinards, 2 cuillères d'huile d'olive et ½ portion du reste du sauté de saucisses]

Dîner

Cari de crevettes aux choux-fleurs [consommez 1/6 de la recette et congelez le reste en 5 portions]

[ajoutez 1 cuillère d'huile de noix de coco]

*****

Total journalier

136 g de matière grasse, 12,8 g de glucides nets et 75,5 g de protéines

Jour 6

Petit-déjeuner

Œufs brouillés au fromage

Déjeuner

Salade de poulet aux épinards

[2 tasses d'épinards, 2 cuillères d'huile d'olive et ⅓ tasse de poulet]

Dîner

Boulettes de viande au chorizo [prenez 5 boulettes] [congelez le reste]

Haricots verts aux noix de pécan [consommez 1/6 de la recette] [gardez le reste en 5 portions]

*****

Total journalier

137 g de matière grasse, 8,8 g de glucides nets et 74,7 g de protéines

Jour 7

Petit-déjeuner

Œufs brouillés au fromage [ajoutez 1 cuillère de beurre supplémentaire]

Déjeuner

Salade d'épinards au fromage à la crème

[4 tasses d'épinards, 3 cuillères d'huile d'olive et 30 g de fromage à la crème]

Dîner

Ragoût de bœuf [mangez ¼ de la recette totale] [gardez le reste en 3 portions]

Pois gourmand au bacon [consommez ⅓ de la recette totale] [gardez le reste en 2 portions]

*****

Total journalier

136,1 g de matière grasse, 12,8 g de glucides nets et 77,1 g de protéines

Jour 8

Petit-déjeuner

Café Bulletproof

Déjeuner

Salade de poulet aux épinards

[4 tasses d'épinards, 2 cuillères d'huile d'olive et ⅔ tasse du reste de poulet]

Dîner

Boulettes de viande au chorizo [consommez 6 boulettes]

Haricots verts aux noix de pécan [une portion] [utilisez les restes]

*****

Total journalier

134,2 g de matière grasse, 9,9 g de glucides nets et 74,5 g de protéines

Jour 9

Petit-déjeuner

Café Bulletproof

Déjeuner

Biscuit au bacon

Dîner

Cari de crevettes aux choux-fleurs [double portion] [utilisez les restes]

[ajoutez 1 cuillère de beurre supplémentaire]

*****

Total journalier

135 g de matière grasse, 17,2 g de glucides nets et 78,8 g de protéines

Jour 10

Petit-déjeuner

Café Bulletproof

Déjeuner

2 Tartelettes keto

Dîner

Poulet croustillant au curry

[vous devez préparer une cuisse de poulet supplémentaire pour le déjeuner de demain]

Salade d'épinards

*****

Total journalier

133,5 g de matière grasse, 11,2 g de glucides nets et 76,4 g de protéines

Jour 11

Petit-déjeuner

Café Bulletproof

Déjeuner

Cuisse de poulet restante et salade d'épinards

[4 tasses d'épinards, 2 cuillères d'huile d'olive et 1 portion de cuisse de poulet]

Dîner

Poulet Buffalo [consommez 3 filets de poulet] [réfrigérez le reste]

Pois gourmand au bacon [mangez 1 portion]

*****

Total journalier

136,5 g de matière grasse, 11,8 g de glucides nets et 66,5 g de protéines

Jour 12

Petit-déjeuner

Café Bulletproof

Déjeuner

Poulet Buffalo

Dîner

Burger omnivore aux épinards [consommez la moitié de la recette totale] [réfrigérez le reste]

*****

Total journalier

140,8 g de matière grasse, 10,6 g de glucides nets et 83,9 g de protéines

Jour 13

Petit-déjeuner

Café Bulletproof

Déjeuner

Burger omnivore et Salade d'épinards

[4 tasses d'épinards, 2 cuillères d'huile d'olive et ½ portion du Burger omnivore]

Dîner

5 Boulettes de viande

Haricots verts aux noix de pécan [mangez 1 portion] [utilisez les restes]

*****

Total journalier

135,8 g de matière grasse, 10,2 g de glucides nets et 79,9 g de protéines

Jour 14

Petit-déjeuner

Café Bulletproof

Déjeuner

4 boulettes de viande et salade d'épinards [4 tasses d'épinards, 2 cuillères de beurre (sans huile d'olive)]

Dîner

Sauté de saucisses aux épinards [consommez 1 portion]

[ajoutez ¼ tasse de fromage cheddar râpé et 1 cuillère de beurre]

*****

Total journalier

130,5 g de matière grasse, 12,4 g de glucides nets et 77,9 g de protéines

Jour 15

Petit-déjeuner

Café Bulletproof [double portion]

Déjeuner

Nous jeûnons au déjeuner (sauter le repas), assurez-vous de boire assez d'eau !

Dîner

1 Roulade de poulet

Fresque Queso frit [100 g de Queso frit] [ajoutez 4 tasses d'épinards]

Dessert

Cookies à la vanille [consommez 1 biscuit]

*****

Total journalier

132,9 g de matière grasse, 6,4 g de glucides nets et 79,4 g de protéines

Jour 16

Petit-déjeuner

Café Bulletproof [double portion]

Déjeuner

Nous jeûnons au déjeuner (sauter le repas), assurez-vous de boire assez d'eau !

Dîner

Ragoût de bœuf [mangez 1⅓ portion] [utilisez le reste]

Dessert

Cookies à la vanille [mangez 3 biscuits]

*****

Total journalier

135 g de matière grasse, 12,8 g de glucides nets et 80,7 g de protéines

Jour 17

Petit-déjeuner

Café Bulletproof [double portion]

Déjeuner

Nous jeûnons au déjeuner (sauter le repas), assurez-vous de boire assez d'eau !

Dîner

Poulet effiloché [consommez 1 portion]

Salade d'épinards

Dessert

Cookies à la vanille [mangez 2 biscuits]

*****

Total journalier

144,2 g de matière grasse, 10,6 g de glucides nets et 70,3 g de protéines

Jour 18

Petit-déjeuner

Café Bulletproof [double portion]

Déjeuner

Nous jeûnons au déjeuner (sauter le repas), assurez-vous de boire assez d'eau !

Dîner

Burger au bacon [3 galettes] [utiliser 290 g de bœuf]

Dessert

Cake aux épices [prenez 1 cake]

*****

Total journalier

156 g de matière grasse, 7,1 g de glucides nets et 65,3 g de protéines

Jour 19

Petit-déjeuner

Café Bulletproof [double portion]

Déjeuner

Nous jeûnons au déjeuner (sauter le repas), assurez-vous de boire assez d'eau !

Dîner

Bombe de bacon [consommez ⅓ de la recette] [réfrigérez le reste en 2 portions]

Dessert

Cake aux épices [prenez 1 cake]

*****

Total journalier

150,7 g de matière grasse, 9,7 g de glucides nets et 62 g de protéines

Jour 20

Petit-déjeuner

Café Bulletproof [double portion]

Déjeuner

Nous jeûnons au déjeuner (sauter le repas), assurez-vous de boire assez d'eau !

Dîner

Filet de porc au bacon [consommez 80 % de la recette]

Fresque Queso frit [150 g de Queso frit]

Dessert

Cake aux épices [prenez 1 cake]

*****

Total journalier

144,3 g de matière grasse, 5 g de glucides nets et 82,5 g de protéines

Jour 21

Petit-déjeuner

Café Bulletproof [double portion]

Déjeuner

Nous jeûnons au déjeuner (sauter le repas), assurez-vous de boire assez d'eau !

Dîner

Bombe de bacon [consommez 1 portion] [utilisez le reste] [ajoutez 4 tasses d'épinard]

Dessert

Cake aux épices [prenez 1 cake]

*****

Total journalier

150,7 g de matière grasse, 10,7 g de glucides nets et 65 g de protéines

Jour 22

Petit-déjeuner

Nous jeûnons au petit-déjeuner. Vous pouvez boire du café noir ou du thé sans ingrédients ajoutés. Vous pouvez également boire de l'eau (il est recommandé de boire assez d'eau au petit-déjeuner).

Déjeuner

Nous jeûnons au déjeuner. Vous pouvez boire du café noir ou du thé sans ingrédients ajoutés. Essayez cependant de ne pas dépasser 3 tasses de café ou de thé par jour. Vous pouvez également boire de l'eau.

Dîner

Bœuf à la bolognaise [prenez une portion]

Haricots verts aux noix de pécan [prenez 1 portion] [utilisez les restes]

Dessert

Brownies [prenez 4 morceaux]

*****

Total journalier

136,2 g de matière grasse, 15,9 g de glucides nets et 77,9 g de protéines

Jour 23

Petit-déjeuner

Nous jeûnons au petit-déjeuner. Vous pouvez boire du café noir ou du thé sans ingrédients ajoutés. Vous pouvez également boire de l'eau (il est recommandé de boire assez d'eau au petit-déjeuner).

Déjeuner

Nous jeûnons pour le déjeuner. Vous pouvez boire du café noir ou du thé sans ingrédients ajoutés. Essayez cependant de ne pas dépasser 3 tasses de café ou de thé par jour. Vous pouvez également boire de l'eau.

Dîner

Boulettes de viande [prenez 5 boulettes] [utilisez le reste]

Salade d'épinards

Dessert

Mousse d'avocat aux amandes [prenez 1 portion]

*****

Total journalier

145,1 g de matière grasse, 13,7 g de glucides nets et 72,6 g de protéines

Jour 24

Petit-déjeuner

Nous jeûnons au petit-déjeuner. Vous pouvez boire du café noir ou du thé sans ingrédients ajoutés. Vous pouvez également boire de l'eau (il est recommandé de boire assez d'eau au petit-déjeuner).

Déjeuner

Nous jeûnons pour le déjeuner. Vous pouvez boire du café noir ou du thé sans ingrédients ajoutés. Essayez cependant de ne pas dépasser 3 tasses de café ou de thé par jour. Vous pouvez également boire de l'eau.

Dîner

Poulet croustillant au curry

Mélange de légumes [consommez ⅓ de la recette] [congelez le reste]

Dessert

Brownies [prenez 3 morceaux]

*****

Total journalier

136,2 g de matière grasse, 14,8 g de glucides nets et 71,4 g de protéines

Jour 25

Petit-déjeuner

Nous jeûnons au petit-déjeuner. Vous pouvez boire du café noir ou du thé sans ingrédients ajoutés. Vous pouvez également boire de l'eau (il est recommandé de boire assez d'eau au petit-déjeuner).

Déjeuner

Nous jeûnons pour le déjeuner. Vous pouvez boire du café noir ou du thé sans ingrédients ajoutés. Essayez cependant de ne pas dépasser 3 tasses de café ou de thé par jour. Vous pouvez également boire de l'eau.

Dîner

Poulet Buffalo [prenez 1 portion]

Salade d'épinards simple [2 tasses d'épinards, 2 cuillères d'huile d'olive]

Dessert

Brownies [prenez 3 morceaux]

*****

Total journalier

134 g de matière grasse, 14,7 g de glucides nets et 80,4 g de protéines

Jour 26

Petit-déjeuner

Nous jeûnons au petit-déjeuner. Vous pouvez boire du café noir ou du thé sans ingrédients ajoutés. Vous pouvez également boire de l'eau (il est recommandé de boire assez d'eau au petit-déjeuner).

Déjeuner

Nous jeûnons pour le déjeuner. Vous pouvez boire du café noir ou du thé sans ingrédients ajoutés. Essayez cependant de ne pas dépasser 3 tasses de café ou de thé par jour. Vous pouvez également boire de l'eau.

Dîner

Ragoût de bœuf [prenez 1 portion]

Salade d'épinards [2 tasses d'épinards, 2 cuillères d'huile d'olive]

Dessert

Mousse d'avocat aux amandes [prenez 1 portion]

*****

Total journalier

133,3 g de matière grasse, 10,3 g de glucides nets et 77,3 g de protéines

Jour 27

Petit-déjeuner

Nous jeûnons au petit-déjeuner. Vous pouvez boire du café noir ou du thé sans ingrédients ajoutés. Vous pouvez également boire de l'eau (il est recommandé de boire assez d'eau au petit-déjeuner).

Déjeuner

Nous jeûnons pour le déjeuner. Vous pouvez boire du café noir ou du thé sans ingrédients ajoutés. Essayez cependant de ne pas dépasser 3 tasses de café ou de thé par jour. Vous pouvez également boire de l'eau.

Dîner

Ragoût de bœuf à la cannelle

Dessert

Truffes à la noix de coco [prenez 3 truffes]

*****

Total journalier

119,6 g de matière grasse, 20 g de glucides nets et 80,2 g de protéines

Jour 28

Petit-déjeuner

Nous jeûnons au petit-déjeuner. Vous pouvez boire du café noir ou du thé sans ingrédients ajoutés. Vous pouvez également boire de l'eau (il est recommandé de boire assez d'eau au petit-déjeuner).

Déjeuner

Nous jeûnons pour le déjeuner. Vous pouvez boire du café noir ou du thé sans ingrédients ajoutés. Essayez cependant de ne pas dépasser 3 tasses de café ou de thé par jour. Vous pouvez également boire de l'eau.

Dîner

Poulet croustillant au curry

Salade d'épinards

Dessert

Truffes à la noix de coco [prenez 4 truffes]

*****

Total journalier

132,9 g de matière grasse, 19,7 g de glucides nets et 75,6 g de protéines

Partie 4 : Recettes Low-carb

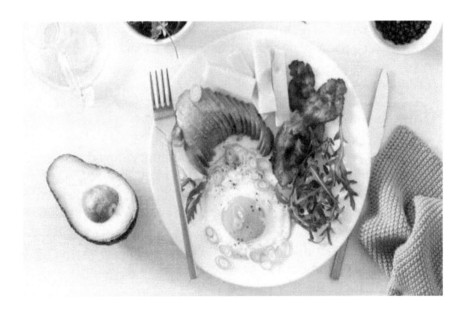

PRÉPARATIONS BASIQUES

Bouillon d'os de poulet

Rendement : *environ 1 litre*

Ingrédients

- 8 hauts de cuisses de poulet, avec peau et os
- 3 gousses d'ail, pelées et écrasées
- 4 côtes de céleri, coupées en morceaux
- Sel et poivre noir fraîchement moulu
- 3 cuillères d'huile d'olive
- Une poignée de persil frais à feuilles plates

Préparation

1. Préchauffez votre four à 250 °C.

2. Placez les morceaux de poulet, l'ail et le céleri dans une rôtissoire. Assaisonnez avec du sel et du poivre. Faites rôtir pendant 15 minutes. Arrosez d'un peu d'huile. Faites rôtir pendant 15 minutes supplémentaires.

3. Ajoutez le persil et versez 6 tasses d'eau dans la rôtissoire. Faites rôtir pendant 30 minutes supplémentaires.

4. Réduisez la température du four à 135 °C. Faites rôtir pendant au moins 3 heures et jusqu'à 6 heures, en ajoutant plus d'eau dans la poêle si nécessaire pour que le poulet reste couvert aux deux tiers. Il faut que le dessus du poulet soit bien doré, mais qu'il reste en grande partie immergé pour que la viande soit braisée. Goûtez le bouillon au fur et à mesure de sa cuisson et ajoutez du sel, si nécessaire, selon vos goûts.

5. À l'aide d'une cuillère à rainures, déposez le poulet dans une assiette. Une fois refroidie, retirez la viande et jetez les os. Le poulet est parfait pour un simple sandwich — n'oubliez pas la mayonnaise !

6. Filtrez le bouillon, en éliminant les parties solides. Laissez le bouillon refroidir complètement, puis mettez-le dans des récipients et conservez-le au réfrigérateur pendant une semaine au maximum ou au congélateur pendant deux mois au maximum.

Informations nutritionnelles par tasse

0,3 g de matière grasse ; 9,4 g de protéines ; 0,6 g de glucides nets

Sauce tomate

Rendement : *environ 3 tasses*

Ingrédients

- 800 g de tomates, entières et pelées
- 3 gousses d'ail, écrasée
- ¼ tasse d'huile d'olive
- ½ cuillère de basilic séché
- Sel au goût

Préparation

1. Mettez les tomates dans un mixeur et réduisez-les en purée. Vous pouvez alternativement les écraser avec les mains dans la poêle si vous préférez une sauce plus épaisse.

2. Ajoutez les tomates, l'ail, l'huile d'olive, le basilic et le sel dans une poêle profonde. Faites cuire, à couvert, pendant 45 minutes à feu doux. Après environ 15 à 20 minutes de cuisson, la sauce commencera à mijoter vigoureusement — ne vous inquiétez pas, c'est ce qu'elle devrait faire.

3. Au bout de 45 minutes, la sauce est prête à être servie, ou vous pouvez la mettre dans un bocal, la laisser refroidir complètement et la conserver au réfrigérateur pendant 3 jours ou au congélateur pendant 2 mois.

Informations nutritionnelles par portion (½ tasse)

8,3 g de matière grasse ; 1 g de protéines ; 2,1 g de glucides nets

Sauce au fromage

Rendement : 1 tasse

Ingrédients

- 60 ml de crème épaisse
- 2 cuillères de beurre non salé ou de ghee
- 60 g de fromage à la crème
- Sel et poivre
- 1 à 2 cuillères d'eau pour diluer la sauce
- 68 g de fromage bleu émietté

Préparation

1. Versez la crème dans une petite casserole, puis ajoutez le beurre et le fromage à la crème. Faites mijoter doucement à feu moyen doux et remuez jusqu'à ce que le fromage et le beurre soient bien mélangés et fondus. Une fois la cuisson terminée, retirez du feu. Si vous devez épaissir la sauce, continuez à faire mijoter pendant 3 à 5 minutes supplémentaires, en remuant fréquemment. Assaisonnez avec du sel et du poivre, si vous le souhaitez.

2. Ajoutez le fromage bleu. Remuez jusqu'à ce que le fromage soit complètement fondu et que la sauce soit lisse et crémeuse.

3. Il est préférable de servir la sauce au fromage immédiatement.

Informations nutritionnelles par ¼ de tasse

20,5 g de matière grasse ; 5 g de protéines ; 1,3 g de glucides nets

Vinaigrette Ranch

Rendement : 1 tasse

Ingrédients

- ½ tasse de mayonnaise
- ½ tasse de crème aigre (crème sure)
- 2 cuillères de jus de citron fraîchement pressé
- 1 cuillère de vinaigre de cidre de pomme
- Une poignée de ciboulette fraîche, hachée

Préparation

Dans un bol moyen, fouettez la mayonnaise, la crème aigre, le jus de citron et le vinaigre avec 2 cuillères d'eau. Incorporez la ciboulette. Assaisonnez avec du sel et du poivre. Conservez au réfrigérateur jusqu'à une semaine. Bien agiter avant chaque utilisation.

Informations nutritionnelles par 1 cuillère

6,2 g de matière grasse ; 0,6 g de protéines ; 0,6 g de glucides nets

Vinaigrette simple

Rendement : ¾ tasse

Ingrédients

- ½ tasse d'huile d'olive
- ¼ tasse de vinaigre de vin rouge
- 2 cuillères de moutarde à l'ancienne
- Herbes fraîches hachées de votre choix (ciboulette, coriandre, persil, oignons verts)
- Sel et poivre noir fraîchement moulu au goût

Préparation

Mettez tous les ingrédients dans un bocal à couvercle et fermez-le bien. Secouez jusqu'à ce que le tout soit bien mélangé. À conserver à température ambiante pendant 1 mois. Veillez à bien agiter avant chaque utilisation.

Informations nutritionnelles par 1 cuillère

9,5 g de matière grasse ; 0,1 g de protéines ; 0,1 g de glucides nets

Croustilles de parmesan

Rendement : *12 chips*

Ingrédients

- 60 g de fromage Pecorino-Locatelli finement râpé

Préparation

1. Préchauffez le four à 175 °C. Placez un tapis de silicone ou du papier sulfurisé sur une plaque.

2. Déposez le fromage sur la feuille en 12 amas (environ 2 cuillères chacun), en laissant environ 2 cm d'espace entre eux pour qu'ils puissent s'étaler.

3. Faites cuire 5 à 7 minutes, jusqu'à ce que le fromage soit doré et bouillonnant. Les chips seront tendres à la sortie du four, mais deviendront croustillantes quelques minutes après le refroidissement.

Informations nutritionnelles

2,5 g de matière grasse ; 3,5 g de protéines ; 0,3 g de glucides nets

Couscous de chou-fleur

Ingrédients

- Petite tête de chou-fleur, uniquement les fleurons (gardez les tiges pour un autre usage)
- 2 cuillères de beurre
- Sel au goût

Préparation

1. Placez les fleurons dans un robot de cuisine. Pulsez jusqu'à ce qu'ils se décomposent en fins morceaux ressemblant à du couscous.

2. Dans une poêle antiadhésive profonde, faites fondre 1 cuillère de beurre. Ajoutez le chou-fleur et faites-le cuire jusqu'à ce qu'il soit tendre, en remuant constamment, pendant 5 à 7 minutes. Ajoutez le reste du beurre en remuant. Assaisonnez avec du sel et du poivre. Remuez avec une fourchette avant de servir.

Informations nutritionnelles

11,8 g de matière grasse ; 1,3 g de protéines ; 1,2 g de glucides nets

Zoodles

Ingrédients

- 3 courgettes moyennes
- 2 cuillères de beurre
- Sel au goût

Préparation

1. Transformez les courgettes en fines nouilles en spirale. Posez un torchon de cuisine propre sur le comptoir. Étalez les nouilles sur le torchon, et saupoudrez d'un peu de sel. Cela permet d'évacuer l'excès d'eau. Essuyez les nouilles en les tapotant.

2. Dans une poêle profonde, faites fondre le beurre à feu moyen. Ajoutez les zoodles. Faites-les sauter pendant 1 minute. Il est préférable qu'elles restent un peu crues pour conserver leur texture. Elles sont prêtes à être consommées, à servir en accompagnement ou à être utilisées dans un autre plat.

Informations nutritionnelles

11,6 g de matière grasse ; 0,8 g de protéines ; 0,5 g de glucides nets

PETIT-DÉJEUNER

Œufs au bacon

Rendement : 1 portion

Ingrédients

- 2 œufs
- 40 g de bacon, en tranches
- Tomates cerises (facultatif)
- Persil frais (facultatif)

Préparation

1- Faites frire le bacon dans une poêle à feu moyen élevé jusqu'à ce qu'il soit croustillant. Mettez-le de côté dans une assiette. Laissez la graisse fondue dans la poêle.

2- Utilisez la même poêle pour faire frire les œufs. Placez-la sur un feu moyen et cassez vos œufs dans la graisse de bacon. Vous pouvez également les casser dans une tasse à mesurer et les verser avec précaution dans la poêle pour éviter les éclaboussures de graisse chaude.

3- Faites cuire les œufs comme vous le souhaitez. Pour une cuisson ensoleillée, laissez les œufs frire d'un côté et couvrez la poêle avec un couvercle pour vous assurer qu'ils sont cuits sur le dessus. Pour les œufs à cuisson facile, retournez les œufs après quelques minutes et laissez cuire pendant une minute de plus. Coupez les tomates cerises en deux et faites-les frire en même temps.

4- Salez et poivrez selon votre goût.

Informations nutritionnelles par portion

22 g de matière grasse ; 15 g de protéines ; 1 g de glucides nets

Omelette Muffins

Rendement : 6 portions

Ingrédients

- 6 tranches de bacon
- 8 œufs
- ¼ tasse de crème épaisse
- Sel et poivre noir fraîchement moulu selon le goût
- 85 g de fromage cheddar râpé

Préparation

1. Préchauffez le four à 190 °C. Graissez généreusement le fond et les côtés d'un moule à 6 muffins.
2. Ajoutez le bacon dans une poêle froide et placez-le sur un feu moyen vif.
3. Faites cuire jusqu'à ce qu'il soit croustillant de partout, en le retournant une fois.
4. Placez-le dans une assiette recouverte de papier essuie-tout. Émietter le bacon en morceaux.
5. Dans un bol profond, fouettez les œufs, la crème, le sel et le poivre.
6. Saupoudrez une quantité égale de fromage et de bacon dans chaque tasse du moule.
7. Versez une quantité égale de mélange d'œufs sur la garniture.
8. Faites cuire 20 à 25 minutes, jusqu'à ce que les œufs gonflent et soient légèrement dorés.

Informations nutritionnelles par portion

26 g de matière grasse ; 15 g de protéines ; 1,5 g de glucides nets

Frittata aux épinards

Rendement : *4 portions*

Ingrédients

- 150 g de bacon ou de chorizo en dés
- 2 cuillères de beurre
- 225 g d'épinards frais
- 8 œufs
- 1 tasse de crème à fouetter épaisse
- 150 g de fromage râpé
- Sel et poivre

Préparation

1- Préchauffez le four à 175 °C. Graisser un plat de cuisson ou des ramequins individuels.

2- Faites revenir le bacon dans du beurre à feu moyen jusqu'à ce qu'il soit croustillant. Ajoutez les épinards et remuez jusqu'à ce qu'ils soient fanés. Retirez la poêle du feu et mettez-la de côté.

3- Fouettez les œufs et la crème et versez-les dans un plat de cuisson ou dans des ramequins.

4- Ajoutez le bacon, les épinards et le fromage par-dessus et placez au milieu du four. Faites cuire pendant 25 à 30 minutes ou jusqu'à ce qu'ils soient pris au milieu et dorés sur le dessus.

Informations nutritionnelles par portion

59 g de matière grasse ; 27 g de protéines ; 4 g de glucides nets

Œufs aux avocats

Rendement : 2 portions

Ingrédients

- 2 œufs
- 60 g de fromage cheddar, râpé
- 2 cuillères de crème épaisse
- 1 cuillère de ciboulette fraîche hachée
- Sel et poivre noir fraîchement moulu selon le goût
- 1 avocat, coupé en deux et dénoyauté

Préparation

1. Préchauffez le four à 220 °C.

2. Dans un bol moyen, mélangez les œufs, le cheddar, la crème, la moitié de la ciboulette, le sel et le poivre. Fouettez avec une fourchette jusqu'à ce que le tout soit bien mélangé.

3. Placez les avocats dans un petit plat de cuisson à bords, côté coupé vers le haut. Versez la garniture aux œufs au centre de chaque avocat.

4. Faites cuire 12 minutes, jusqu'à ce que la garniture soit légèrement dorée sur le dessus.

5. Servez chaud, garni du reste de ciboulette.

Informations nutritionnelles par portion

22 g de matière grasse ; 13 g de protéines ; 1,3 g de glucides nets

Œufs brouillés au fromage

Rendement : *1 portion*

Ingrédients

- 2 gros œufs
- 2 cuillères de beurre
- 30 g de fromage Cheddar

Préparation

1. Faites chauffer une poêle, en ajoutant le beurre.

2. Une fois le beurre fondu, ajoutez 2 œufs brouillés.

3. Laissez les œufs cuire lentement, en ne les touchant qu'une ou deux fois pendant toute la durée de la cuisson.

4. Ajoutez le fromage et mélangez le tout.

Informations nutritionnelles par portion

43 g de matière grasse ; 19 g de protéines ; 1,2 g de glucides nets

Casserole de petit-déjeuner

Ingrédients :

- 450 g de bœuf haché
- 1 petit oignon jaune, pelé et coupé en dés
- 1 cuillère de poivre noir fraîchement moulu
- 1 cuillère de poudre d'ail
- 1 cuillère de flocons de poivron rouge
- 12 gros œufs
- 1 tasse de lait de coco entier et non sucré
- 1 cuillère d'huile de noix de coco
- 1 petite courge musquée, pelée, épépinée et tranchée

Préparation :

1. Faites cuire le bœuf haché dans une grande poêle à feu moyen. Ajoutez l'oignon et les épices et faites cuire 10 minutes jusqu'à ce que les oignons soient tendres.

2. Fouettez les œufs et le lait dans un grand bol.

3. Graissez l'intérieur de la mijoteuse avec de l'huile de noix de coco. Incorporez la courge, le mélange de bœuf et le mélange d'œufs. Remuez et assurez-vous que le mélange de bœuf est complètement recouvert par le mélange d'œufs. Faites cuire à feu doux pendant 10 heures.

4. Servez tiède et tranchée.

Valeurs nutritionnelles par portion

37,4 g de matière grasse ; 41,3 g de protéines ; 9,8 g de glucides nets

Milk-shake aux baies

Rendement : *1 portion*

Ingrédients

- ¼ tasse de baies congelées
- ½ tasse de crème épaisse
- ½ tasse de lait de coco ou d'amande
- 1 cuillère de beurre d'amande
- ½ cuillère de jus de citron fraîchement pressé

Préparation

1. Ajoutez tous les ingrédients dans le bol d'un mixeur.

2. Mixez jusqu'à l'obtention d'un mélange lisse.

3. Servez immédiatement.

Informations nutritionnelles par portion

80 g de matière grasse ; 10 g de protéines ; 13 g de glucides nets

Cookies à la vanille

Rendement : 10 cookies

Ingrédients

- 1½ tasse de farine d'amande blanchie
- ½ tasse de beurre non salé
- 2 gros œufs
- 2 cuillères de café instantané
- 1 cuillère d'extrait de vanille
- ½ cuillère de bicarbonate de soude
- ½ cuillère de sel
- ¼ cuillère de cannelle

Préparation

1. Préchauffez votre four à 180 °C.
2. Dans un bol, mélangez la farine d'amande, le café, le bicarbonate de soude, le sel et la cannelle.
3. Dans des récipients ou des bols séparés, séparez vos blancs d'œufs et vos jaunes d'œufs.
4. Dans un autre bol, ajoutez le beurre et les jaunes d'œufs et mélangez le tout jusqu'à consistance lisse.
5. Ajoutez la moitié de la farine d'amandes mélangée au beurre et mélangez-la bien. Ajoutez l'extrait de vanille, puis ajoutez le reste de la farine d'amande et mélangez bien.
6. Battez les blancs d'œufs jusqu'à la formation de pics fermes. Pliez les blancs d'œufs dans la pâte à biscuits.
7. Divisez les biscuits sur une plaque à biscuits. Faites cuire au four pendant 12 minutes.
8. Une fois terminée, déposez les cookies sur une grille et laissez-les refroidir pendant 15 minutes.

Informations nutritionnelles par portion

17,1 g de matière grasse ; 3,9 g de protéines ; 1,4 g de glucides nets

Omelette aux épinards

Rendement : *2 portions*

Ingrédients

- 2 cuillères d'huile d'olive vierge
- 85 g de champignons de Paris blancs, tranchés
- 2 tasses de jeunes épinards
- Sel au goût
- Une poignée de persil frais, haché
- 6 gros œufs, légèrement battus
- 115 g de fromage cheddar râpé

Préparation

1. Ajoutez dans une poêle antiadhésive, faites chauffer 1 cuillère d'huile à feu moyen vif jusqu'à ce qu'elle devienne brillante.

2. Ajoutez les champignons. Faites cuire, en secouant la poêle plusieurs fois, jusqu'à ce que les champignons soient dorés, 3 à 4 minutes.

3. Ajoutez les épinards et assaisonnez avec du sel. Faites cuire jusqu'à ce qu'ils soient juste fanés, 1 à 2 minutes. Transférez les légumes dans un bol. Ajoutez le persil et mettez de côté.

4. Faites chauffer le reste d'huile dans la même poêle. Assaisonnez les œufs avec du sel et versez dans la poêle. Faites cuire, sans toucher aux œufs, jusqu'à ce que les bords soient pris.

5. À l'aide d'une spatule en caoutchouc, soulevez sous les bords de l'œuf tout en inclinant la poêle afin que tout œuf non cuit puisse glisser en dessous et cuire. Couvrez la moitié des œufs avec le mélange de légumes. Saupoudrez le fromage par-dessus. Repliez l'œuf nature sur la moitié

avec les légumes, pour créer une demi-lune. Faites cuire encore une minute.

6. Servez immédiatement.

Informations nutritionnelles par portion

38 g de matière grasse ; 34 g de protéines ; 4 g de glucides nets

DÉJEUNER

Dinde à la sauce au fromage

Rendement : 4 portions

Ingrédients

- 700 g de blanc de dinde
- 2 cuillères de beurre
- 2 tasses de crème fraîche ou de crème à fouetter épaisse
- 200 g de fromage à la crème
- 1 cuillère de sauce de soja
- 45 g de petites câpres
- Sel et poivre

Préparation

1- Préchauffez le four à 175 °C.
2- Faites fondre la moitié du beurre à feu moyen dans une grande poêle allant au four. Assaisonnez généreusement la dinde et faites-la frire jusqu'à ce qu'elle soit bien dorée sur tout son pourtour.
3- Mettez les blancs de dinde au four pour terminer la cuisson. Lorsque la dinde est bien cuite et que sa température interne est d'au moins 74 °C, placez-la sur une assiette et recouvrez-la de papier aluminium.
4- Versez le jus de dinde dans une petite casserole, ajoutez la crème et le fromage à la crème. Remuer et porter à une légère ébullition. Baisser le feu et laisser mijoter jusqu'à épaississement. Ajoutez la sauce de soja, salez et poivrez.
5- Faites chauffer le reste du beurre dans une poêle moyenne à feu vif. Faites sauter rapidement les câpres jusqu'à ce qu'elles soient croustillantes.
6- Servez la dinde avec la sauce et les câpres frites.

Informations nutritionnelles par portion
67 g de matière grasse ; 47 g de protéines ; 7 g de glucides nets

Roulés au bacon à la dinde

Rendement : *2 portions*

Ingrédients

- 2 feuilles de chou frisé
- 1 cuillère de mayonnaise
- 4 tranches de bacon cuit
- 1 avocat, dénoyauté et coupé en tranches
- 4 tranches de dinde

Préparation

Posez chaque feuille de chou frisé sur une planche à découper. Badigeonnez avec la mayonnaise. Sur la moitié de chaque feuille, posez deux morceaux de bacon, la moitié des tranches d'avocat et deux tranches de dinde.

Roulez en commençant par le bout qui est rempli. Dégustez.

Informations nutritionnelles par portion

44 g de matière grasse ; 17 g de protéines ; 7,3 g de glucides nets

Poulet aux légumes rôtis

Rendement : *4 portions*

Ingrédients

- 4 blancs de poulet
- 30 g de beurre, pour la friture
- 450 g de choux de Bruxelles
- 225 g de tomates cerises
- 225 g de champignons
- 1 cuillère de sel
- ½ cuillère de poivre noir moulu
- 1 cuillère de romarin séché
- ½ tasse d'huile d'olive
- 100 g de beurre aux herbes, pour servir

Préparation

1- Préchauffez le four à 200 °C. Placez les légumes entiers dans un plat de cuisson.

2- Ajoutez du sel, du poivre et du romarin. Versez l'huile d'olive sur le dessus et remuez pour enrober uniformément les légumes.

3- Faites cuire au four pendant 20 minutes ou jusqu'à ce que les légumes soient légèrement caramélisés.

4- Pendant ce temps, faites frire le poulet dans de l'huile d'olive ou du beurre et assaisonnez avec du sel et du poivre. Faites cuire jusqu'à ce qu'un thermomètre à viande inséré dans le plus gros morceau indique 74 °C.

Informations nutritionnelles par portion

83 g de matière grasse ; 67 g de protéines ; 9 g de glucides nets

Tartelettes keto

Rendement : *11 tartelettes*

Ingrédients

- 1 tasse de farine d'amandes blanchies
- 3 cuillères de farine de noix de coco
- 5 cuillères de beurre
- ¼ cuillère de sel
- 1 cuillère d'origan
- ¼ cuillère de paprika
- ¼ cuillère de Cayenne
- 2 cuillères d'eau froide

Pour le garnissage

- 1/3 tasse de fromage
- 400 g de viande hachée
- 80 g de champignons
- 3 tiges d'oignon de printemps
- 2 cuillères de concentré de tomates
- 1 cuillère d'huile d'olive
- 2 cuillères de moutarde jaune
- 2 cuillères d'ail
- 1 cuillère de cumin
- ½ cuillère de poivre
- 1 cuillère de sel
- ¼ cuillère de cannelle

Préparation

1. Mélangez tous les ingrédients secs de la pâte et mettez-les dans un robot ménager.

2. Coupez le beurre froid en petits carrés et ajoutez-le également dans votre robot de cuisine. Mélangez la pâte par pulsation jusqu'à ce qu'elle soit friable, en ajoutant

1 cuillère d'eau froide jusqu'à ce qu'elle soit souple.

3. Mettez votre pâte au congélateur pendant 10 minutes.

4. Abaissez la pâte à l'aide d'un rouleau à pâtisserie. Découpez des cercles à l'aide d'un emporte-pièce ou d'un verre.

5. Mettez la pâte dans votre moule à tarte et préchauffez votre four à 160 °C.

6. Préparez tous les ingrédients de la garniture : hachez les oignons et l'ail et coupez les champignons en tranches.

7. Faites sauter les oignons et l'ail dans l'huile d'olive. Ajoutez du bœuf haché au mélange et faites-le bien sauter — en ajoutant des épices sèches.

8. Ajoutez les champignons et mélangez-les. Ajoutez ensuite la pâte de tomate et la moutarde juste avant de terminer.

9. Répartissez le mélange de bœuf haché uniformément dans les tartelettes. Garnissez de fromage et faites cuire au four pendant 20 à 25 minutes.

10. Laissez refroidir complètement et retirez les tartelettes.

Informations nutritionnelles par tartelette

19,4 g de matière grasse ; 13,1 g de protéines ; 1,7 g de glucides nets

Poivrons farcis à l'italienne

Rendement : 2 portions

Ingrédients

- 1 cuillère d'huile d'olive
- 225 g de viande hachée
- Sel et poivre noir fraîchement moulu
- 1 gousse d'ail, hachée
- 1 tasse de sauce tomate
- ½ cuillère de basilic séché
- ½ cuillère d'origan séché
- 1 tasse de couscous de chou-fleur
- 115 g de mozzarella déchiquetée
- 2 poivrons rouges

Préparation

1. Dans une poêle moyenne, versez l'huile et faites-la chauffer jusqu'à ce qu'elle devienne brillante. Ajoutez le bœuf et utilisez une fourchette pour briser les morceaux. Assaisonnez avec du sel et du poivre. Faites cuire jusqu'à ce que la viande soit bien dorée. Transférez dans un bol à l'aide d'une cuillère trouée ; mettez de côté.

2. Ajoutez l'ail dans la poêle. Faites sauter jusqu'à ce qu'il soit odorant, environ 1 minute.

3. Ajoutez la sauce tomate, le basilic et l'origan, puis remettez la viande dans la poêle. Assaisonnez avec du sel et du poivre. Baissez le feu à faible intensité et laissez mijoter pendant 5 minutes.

4. Préchauffez le four à 190 °C.

5. Retirez la garniture de viande du feu et laissez-la refroidir légèrement pendant que le four préchauffe.

6. Incorporez le couscous de chou-fleur et la moitié de la mozzarella à la garniture.

7. Coupez le dessus des poivrons et enlevez les graines. Répartissez uniformément la garniture de viande dans les poivrons à l'aide d'une cuillère. Disposez les poivrons dans un moule à pain. Saupoudrez le reste de la mozzarella sur les poivrons.

8. Faites cuire 35 à 40 minutes, jusqu'à ce que les poivrons soient tendres et que le fromage soit légèrement doré. Servez chaud.

Informations nutritionnelles par portion

40,2 g de matière grasse ; 36,8 g de protéines ; 13,7 g de glucides nets

Salade de poulet aux épinards

Rendement : 2 portions

Ingrédients

- 4 tranches de bacon
- 1 gousse d'ail, écrasée
- 2 cuillères de moutarde de Dijon
- 2 cuillères de vinaigre de vin rouge
- Poivre noir fraîchement moulu
- 2 tasses de poulet cuit coupé en cubes ou râpé
- 4 tasses d'épinards
- Sel au goût

Préparation

1. Ajoutez le bacon dans une poêle froide, et placez-le sur un feu moyen vif. Faites cuire jusqu'à ce qu'il soit croustillant de partout, en le retournant une fois. Déposez-le dans une assiette tapissée de papier essuie-tout.

2. Dans la même poêle, ajoutez l'ail. Faites sauter jusqu'à ce qu'il soit odorant, environ 1 minute. Jetez l'ail. Hors du feu, ajoutez la moutarde et le vinaigre en fouettant. Assaisonnez avec du sel et du poivre.

3. Remettez la poêle à feu doux. Incorporez le poulet en remuant, et faites-le cuire jusqu'à ce qu'il soit chaud, environ 2 minutes. Retirez la poêle du feu, ajoutez les épinards en remuant, puis répartissez immédiatement la salade dans deux bols peu profonds. Dégustez immédiatement.

Informations nutritionnelles par portion

32 g de matière grasse ; 43,8 g de protéines ; 1,6 g de glucides nets

Salade César au poulet

Rendement : *2 portions*

Ingrédients

- ¼ tasse de mayonnaise
- 1 gousse d'ail
- 1 cuillère de jus de citron fraîchement pressé
- ¼ cuillère de sauce de soja
- ½ cuillère de pâte d'anchois
- 1 cuillère de parmesan
- ¼ cuillère Moutarde de Dijon
- 1 bouquet de la laitue, haché
- 2 tasses de restes de poulet rôti
- 6 croustilles de parmesan

Préparation

Pour préparer la vinaigrette, passez au mixeur la mayonnaise, l'ail, le jus de citron, la sauce de soja, la pâte d'anchois, le parmesan et la moutarde. Mélangez jusqu'à ce que la vinaigrette soit lisse et crémeuse.

Dans un bol profond, mélangez la laitue et le poulet. Ajoutez la moitié de la vinaigrette et mélangez jusqu'à ce qu'elle soit bien enrobée. Garnissez avec des croustilles de parmesan. Servez immédiatement.

Informations nutritionnelles par portion

29 g de matière grasse ; 12,4 g de protéines ; 1,8 g de glucides nets

Ailes de poulet à la vinaigrette ranch

Rendement : 2 portions

Ingrédients

- 1 cuillère de levure chimique
- ½ cuillère de poudre d'ail
- ½ cuillère de poivre noir, et plus si nécessaire
- ¼ cuillère de sel, et plus si nécessaire
- 8 ailes de poulet
- 2 cuillères de beurre fondu
- ¼ tasse de sauce piquante
- ¼ tasse de vinaigrette ranch

Préparation

1. Préchauffez le four à 190 °C. Badigeonnez généreusement une plaque de cuisson avec de l'huile d'olive.
2. Mélangez la levure chimique, la poudre d'ail, le poivre, le sel et 1 cuillère d'eau dans un bol profond. Ajoutez le poulet et remuez jusqu'à ce qu'il soit bien enrobé. Disposez le poulet en une seule couche sur la plaque préparée. Faites cuire au four pendant 20 à 25 minutes, en retournant à mi-cuisson, jusqu'à ce qu'il soit doré des deux côtés.
3. Pendant ce temps, fouettez ensemble le beurre et la sauce piquante dans un petit bol. Versez sur le poulet, en remuant pour vous assurer qu'il est bien enrobé. Augmentez la température du four à 200 °C. Faites cuire 10 à 15 minutes de plus, en tournant à mi-cuisson, jusqu'à ce que le poulet soit croustillant.
4. Servez les ailes de poulet chaudes avec la vinaigrette Ranch.

Informations nutritionnelles par portion

26,3 g de matière grasse ; 16,3 g de protéines ; 2,3 g de glucides nets

Biscuit au bacon

Rendement : *1 portion*

Ingrédients

- 1 Œuf
- 2 cuillères de beurre
- 3 cuillères de farine d'amandes
- ½ cuillère de poudre à lever
- 2 tranches de bacon
- 1 cuillère de cheddar râpé
- 1 cuillère de ciboulette hachée
- 1 pincée de sel

Préparation

1. Mélangez tous les ingrédients à température ambiante dans une tasse.

2. Faites cuire au micro-ondes à puissance maximale pendant 70 secondes.

3. Retournez la tasse et frappez-la légèrement contre une assiette.

4. Laissez-la refroidir pendant 3 minutes.

Informations nutritionnelles par portion

55 g de matière grasse ; 24 g de protéines ; 5 g de glucides nets

Roulade de poulet

Rendement : 1 portion

Ingrédients

- 1 blanc de poulet
- ½ cuillère de pesto
- 2 cuillères d'huile d'olive
- Zeste d'un quart de citron
- ¼ cuillère d'ail
- 38 g de fromage Halloumi

Préparation

1. Essuyez le blanc de poulet de toute humidité excessive.
2. Mélangez le pesto et une cuillère d'huile d'olive. Répartissez le mélange sur tout le poulet.
3. Ajoutez du sel, du poivre et du zeste de citron au poulet.
4. Ajoutez des tranches de fromage halloumi au blanc de poulet.
5. Enroulez le blanc de poulet et attachez-le avec de la ficelle de boucher ou des cure-dents.
6. Préchauffez le four à 230 °C.
7. Chauffez 1 cuillère d'huile d'olive dans une poêle en fonte à feu vif.
8. Faites dorer chaque côté du poulet en vous assurant qu'il est bien doré.
9. Faites cuire au four pendant 7 minutes jusqu'à ce que le jus soit clair.

Informations nutritionnelles par portion

31 g de matière grasse ; 53,3 g de protéines ; 2,5 g de glucides nets

Salade de crevettes à l'avocat

Rendement : 2 portions

Ingrédients

- 8 grosses crevettes, décortiquées et déveinées
- 1 laitue Boston, hachée
- 1 laitue romaine, hachée
- 10 tomates raisins, coupées en deux
- 4 œufs durs, coupés en deux
- 4 tranches de bacon cuit, émiettées
- 1 avocat, dénoyauté et haché
- ¼ tasse de vinaigrette simple

Préparation

1. Pour faire cuire les crevettes, remplissez une casserole de 2 litres d'eau et portez à ébullition à feu vif. Ensuite, ajoutez les crevettes. Couvrez et retirez la casserole du feu. Laissez reposer pendant 10 minutes. Égouttez les crevettes et mettez-les dans un bol d'eau glacée pour arrêter la cuisson ; mettez-les de côté.

2. Disposez les laitues, les tomates, les œufs, le bacon, l'avocat et les crevettes entre deux bols peu profonds. Versez la vinaigrette sur le dessus. Servez immédiatement.

Informations nutritionnelles par portion

69,6 g de matière grasse ; 40 g de protéines ; 8,4 g de glucides nets

Couscous de chou-fleur

Rendement : 2 portions

Ingrédients

- 2 cuillères d'huile d'olive
- 2 œufs, battus
- Sel et poivre noir fraîchement moulu
- 2 côtelettes de porc désossées, coupées en dés
- 1 cuillère d'huile de sésame
- 1 cuillère de gingembre fraîchement râpé
- 1 gousse d'ail, finement hachée
- 3 tasses de couscous de chou-fleur froid et cuit
- 3 cuillères de sauce de soja
- 2 oignons verts, hachés

Préparation

1. Faites chauffer 1 cuillère d'huile d'olive dans une poêle profonde à feu moyen élevé jusqu'à ce qu'elle devienne chatoyante. Ajoutez les œufs et faites cuire en remuant jusqu'à ce qu'ils soient bien cuits, environ 1 minute. Transférez-les dans un petit bol.
2. Augmentez le feu à vif et ajoutez une autre cuillère d'huile d'olive dans la poêle. Incorporez le porc et faites-le sauter jusqu'à ce qu'il soit doré et bien cuit, pendant 2 à 3 minutes. Transférez-le dans le bol avec les œufs.
3. Faites chauffer l'huile de sésame dans la même poêle. Ajoutez le gingembre et l'ail. Faites sauter jusqu'à ce qu'ils soient parfumés, 15 à 30 secondes. Ajoutez le couscous de chou-fleur en prenant soin de briser les grumeaux. Incorporez la sauce de soja et les oignons verts. Remettez le porc et l'œuf dans la poêle. Faites sauter jusqu'à ce que le couscous de chou-fleur soit bien chaud, 1 à 2 minutes. Servez chaud.

Informations nutritionnelles par portion
29,5 g de matière grasse ; 16,6 g de protéines ; 4,7 g de glucides nets

DÎNER

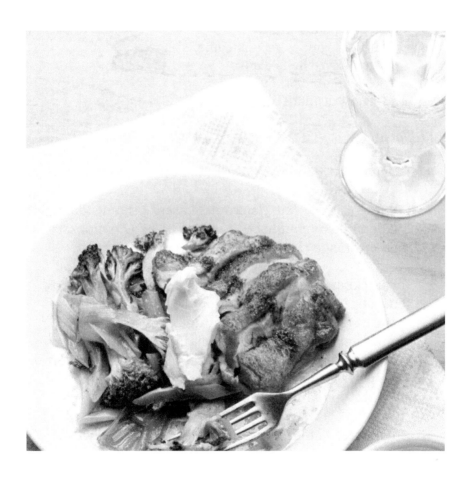

Pizza keto

Rendement : 2 portions

Ingrédients

- 4 œufs
- 170 g de la mozzarella
- 3 cuillères de sauce tomate non sucrée
- 1 cuillère d'origan séché
- 150 g de fromage râpé
- 40 g de pepperoni
- 50 g de légumes verts à feuilles
- 4 cuillères d'huile d'olive
- Sel et poivre noir moulu
- Olives (facultatif)

Préparation

1. Préchauffez le four à 200 °C.

2. Commencez par faire la croûte. Cassez les œufs dans un bol de taille moyenne et ajoutez les 170 g de mozzarella ou de fromage râpé. Remuez bien pour mélanger.

3. À l'aide d'une spatule, étalez la pâte au fromage et aux œufs sur une plaque de cuisson tapissée de papier sulfurisé. Vous pouvez former deux cercles ronds ou simplement faire une grande pizza rectangulaire. Faites cuire au four pendant 15 minutes jusqu'à ce que la croûte de la pizza devienne dorée. Retirez-la et laissez-la refroidir pendant une minute ou deux.

4. Augmentez la température du four jusqu'à 225 °C.

5. Étalez de la sauce tomate sur la croûte et saupoudrez d'origan sur le dessus. Recouvrir de fromage et placer les pepperonis et les olives sur le dessus.

6. Faites cuire pendant 5 à 10 minutes supplémentaires ou jusqu'à ce que la pizza soit dorée.

7. Servez avec une salade fraîche à part.

Informations nutritionnelles par portion

90 g de matière grasse ; 53 g de protéines ; 5 g de glucides nets

Salade d'épinards

Rendement : *1 portion*

Ingrédients

- 3 tasses d'épinards
- 2 cuillères de vinaigrette ranch
- 1½ cuillère de parmesan
- ½ cuillère de flocons de piment rouge

Préparation

1- Mettez les épinards dans un bol, puis faites-les tremper dans la vinaigrette ranch.

2- Mélangez le tout et ajoutez le parmesan et les flocons de piment rouge.

3- Mélangez à nouveau le tout et servez.

Informations nutritionnelles par portion

18 g de matière grasse ; 8 g de protéines ; 3,5 g de glucides nets

Mélange de légumes

Rendement : 3 portions

Ingrédients

- 240 g de champignons
- 115 g de brocoli
- 100 g de pois gourmands
- 90 g de poivron
- 90 g d'épinards
- 2 cuillères de graines de citrouille
- 6 cuillères d'huile d'olive
- 2 cuillères d'ail haché
- 1 cuillère de sel
- 1 cuillère de poivre
- 1/2 c. à thé de flocons de piment rouge

Préparation

1. Préparez tous les légumes en les coupant en petits morceaux.
2. Faites chauffer l'huile dans une poêle à feu vif. Une fois chaud, ajoutez l'ail et laissez sauter pendant 1 minute.
3. Ajoutez les champignons et laissez-les absorber un peu d'huile. Ensuite, ajoutez les brocolis et mélangez bien le tout.
4. Laissez cuire les brocolis pendant quelques minutes, puis ajoutez les pois gourmands. Mélangez bien le tout.
5. Ajoutez le poivron, les épices et les graines de citrouille, puis mélangez bien le tout.
6. Une fois que tout est cuit, poser les épinards sur les légumes et laisser la vapeur les faire flétrir.
7. Une fois les épinards flétris, mélangez le tout et servez.

Informations nutritionnelles par portion

30,7 g de matière grasse ; 6,7 g de protéines ; 7,7 g de glucides nets

Filet de porc au bacon

Rendement : 1 portion

Ingrédients

- 225 g de filet de porc
- 5 tranches de bacon
- 1 cuillère de moutarde de Dijon
- ¾ de cuillère de sauce de soja
- ¼ de cuillère d'ail haché
- ¼ de cuillère de romarin séché
- Une pincée de poivre noir

Préparation

1. Mélangez tous les ingrédients humides et secs pour faire la marinade.

2. Essuyez le filet de porc et placez-le dans un sac Ziploc.

3. Versez la marinade dans le sac et faites-la passer sur le filet de porc. Mettez le tout au réfrigérateur pendant 3 à 5 heures.

4. Préchauffez le four à 180 °C.

5. Mettez le filet de porc sur une plaque à pâtisserie et enveloppez-le dans du bacon. Environ 5 tranches par filet.

6. Faites cuire au four pendant 1 heure, puis faites griller le bacon pendant 5 à 10 minutes.

7. Couvrez le filet de papier d'aluminium pendant 10 à 15 minutes pour le laisser reposer. Tranchez et servez.

Informations nutritionnelles par portion

20 g de matière grasse ; 54 g de protéines ; 0,3 g de glucides nets

Pois gourmand au bacon

Rendement : *3 portions*

Ingrédients

- 200 g de pois gourmands
- Jus de ½ citron
- 3 cuillères de graisse de bacon
- 2 cuillères d'ail
- ½ cuillère de flocons de piment rouge

Préparation

1. Mettez 3 cuillères de graisse de bacon dans une poêle et amenez-la à la température de fumage.

2. Ajoutez votre ail et réduisez le feu sur la poêle, en laissant l'ail cuire pendant 2 minutes.

3. Ajoutez les pois gourmands et le jus de citron, puis laissez cuire pendant 2 minutes.

4. Retirez et servez. Garnissez avec des flocons de piment rouge et du zeste de citron.

Informations nutritionnelles par portion

13,3 g de matière grasse ; 1,3 g de protéines ; 4,3 g de glucides nets

Ragoût de bœuf

Rendement : *4 portions*

Ingrédients

- 900 g de viande pour ragoût
- 1 oignon moyen
- 1 poivre vert moyen
- 1 tasse de bouillon de bœuf
- 1/3 de tasse de pâte de tomate
- 2 cuillères de sauce soja
- 2 cuillères d'huile d'olive
- 2 cuillères de poudre de chili
- 1½ cuillère de cumin
- 2 cuillères d'ail haché
- 2 cuillères de paprika
- 1 cuillère d'origan
- 1 cuillère de poivre de Cayenne

Préparation

1. Coupez la moitié de la viande à ragoût en petits cubes et mettez l'autre moitié dans un robot ménager pour en faire du hachis de bœuf.
2. Hachez le poivron et l'oignon en petits morceaux.
3. Combinez toutes les épices pour faire la sauce.
4. Faites sauter les cubes de bœuf dans une poêle jusqu'à ce qu'ils soient dorés, puis transférez-les dans une mijoteuse. Faites de même avec le hachis de bœuf.
5. Faites sauter les légumes dans le reste de la graisse de la poêle jusqu'à ce que les oignons soient translucides.
6. Mettez le tout dans la mijoteuse et mélangez.
7. Laissez mijoter pendant 2 heures et demie à feu vif, puis laissez mijoter pendant 20 à 30 minutes sans le couvercle.

Informations nutritionnelles par portion

17,8 g de matière grasse ; 51,8 g de protéines ; 5,3 g de glucides nets

Poulet Buffalo

Rendement : 3 portions

Ingrédients

- 5 blancs de poulet
- ¾ de tasse de farine d'amande
- ½ tasse de sauce piquante
- ¼ de tasse d'huile d'olive
- 3 cuillères de beurre
- 3 cuillères de fromage bleu émietté
- 2 gros œufs
- 1 cuillère de paprika
- 1 cuillère de poudre de chili
- 2 cuillères de sel
- 2 cuillères de poivre
- 1 cuillère d'ail en poudre
- 1 cuillère de poudre d'oignon

Préparation

1. Préchauffez le four à 200 °C.

2. Dans un ramequin, mélangez le paprika, la poudre de chili, le sel, le poivre, la poudre d'ail et la poudre d'oignon.

3. Découpez les blancs de poulet à environ 1 cm d'épaisseur, puis coupez-les en deux.

4. Saupoudrez un tiers du mélange d'épices sur les blancs de poulet, puis retournez-les et faites de même avec un tiers du mélange d'épices.

5. Dans un bol, mélangez la farine d'amande et le tiers du mélange d'épices.

6. Dans un autre récipient, cassez 2 œufs et battez-les au fouet.

7. Trempez chaque morceau de poulet assaisonné dans le mélange d'épices, puis dans la farine d'amandes. Veillez à ce que chaque côté soit bien enrobé.

8. Déposez chaque morceau sur une grille de refroidissement, sur une plaque à pâtisserie recouverte d'une feuille de papier sulfurisé.

9. Faites cuire le poulet au four pendant 15 minutes.

10. Sortez le poulet du four et mettez-le sous le gril du four. Versez 2 cuillères d'huile d'olive sur le poulet.

11. Faites griller pendant 5 minutes, retournez les filets, arrosez avec le reste de l'huile d'olive et faites de nouveau griller pendant 5 minutes.

12. Dans une casserole, mélanger ½ tasse de sauce piquante avec 3 cuillères de beurre.

13. Servez le poulet avec une sauce piquante et du fromage bleu émietté.

Informations nutritionnelles par portion (3 filets)

54 g de matière grasse ; 41 g de protéines ; 4,8 g de glucides nets

Haricots verts aux noix de pécan

Rendement : *3 portions*

Ingrédients

- 225 g de haricots verts
- 2 cuillères d'huile d'olive
- ¼ de tasse de noix de pécan hachées
- 2 cuillères de parmesan
- Zeste de ½ citron
- 1 cuillère d'ail haché
- ½ cuillère de flocons de piment rouge

Préparation

1. Préchauffez le four à 230 °C.

2. Broyez les noix de pécan dans le robot de cuisine jusqu'à ce qu'elles soient bien hachées. Certains morceaux doivent être gros, d'autres petits.

3. Dans un grand bol, mélangez les haricots verts, les noix de pécan, l'huile d'olive, le parmesan, le zeste d'un demi-citron, l'ail haché et les flocons de piment rouge.

4. Étalez les haricots verts sur une plaque à pâtisserie recouverte d'une feuille de papier cuisson.

5. Faites rôtir les haricots verts au four pendant 20 à 25 minutes.

6. Laissez-les refroidir pendant environ 5 minutes, puis servez !

Informations nutritionnelles par portion

16,8 g de matière grasse ; 3,7 g de protéines ; 3,3 g de glucides nets

Boulettes de viande au chorizo

Rendement : 24 boulettes

Ingrédients

- 700 g de bœuf haché
- 100 g de saucisses chorizo
- 1 tasse de fromage cheddar
- 1 tasse de sauce tomate
- 1/3 de tasse de couennes de porc broyées
- 2 gros œufs
- 1 cuillère de cumin
- 1 cuillère de sel

Préparation

1. Préchauffez le four à 180 °C.
2. Découpez les saucisses en petits morceaux pour qu'elles se mélangent bien avec le bœuf haché.
3. Ajoutez aux saucisses le bœuf haché, la couenne de porc hachée, les épices, le fromage et les œufs.
4. Mélangez bien le tout jusqu'à ce que vous puissiez former des boulettes de viande.
5. Roulez vos boulettes de viande et placez-les dans une plaque de cuisson recouverte d'une feuille de papier cuisson.
6. Faites cuire au four pendant 35 minutes ou jusqu'à ce que les boulettes soient bien cuites.
7. Versez de la sauce tomate sur les boulettes de viande et servez.

Informations nutritionnelles par boulette

7,8 g de matière grasse ; 9,9 g de protéines ; 0,8 g de glucides nets

Burger au bacon

Rendement : *1 portion*

Ingrédients

- 200 g de bœuf haché
- 2 tranches de bacon
- 2 cuillères de cheddar
- 1½ cuillère de ciboulette hachée
- ½ cuillère d'ail haché
- ½ cuillère de poivre noir
- ¾ cuillère de sauce de soja
- ½ cuillère de sel
- ¼ cuillère de poudre d'oignon

Préparation

1. Dans une poêle en fonte, faites cuire tout le bacon haché jusqu'à ce qu'il soit croustillant. Une fois cuit, retirez-le et posez-le sur du papier absorbant. Égouttez la graisse séparément et conservez-la.
2. Dans un grand bol, combinez le bœuf haché, les 2/3 du bacon haché et le reste des épices.
3. Bien mélanger la viande et les épices, puis former 3 galettes.
4. Mettez 2 cuillères de graisse de bacon dans de la poêle et placez les galettes à l'intérieur une fois que la graisse est chaude.
5. Faites cuire environ 4 à 5 minutes de chaque côté, en fonction de la cuisson désirée.
6. Retirez de la poêle, laissez reposer pendant 3 à 5 minutes et servez avec du fromage, du bacon supplémentaire et de l'oignon si vous le souhaitez.

Informations nutritionnelles par portion

51,8 g de matière grasse ; 43,5 g de protéines ; 1,8 g de glucides nets

Bombe de bacon

Rendement : 3 portions

Ingrédients

- 30 tranches de bacon
- 2½ tasses de fromage cheddar
- 4 tasses d'épinards crus
- 2 cuillères d'assaisonnement Chipotle (ou votre assaisonnement préféré)

Préparation

1. Préchauffez le four à 200 °C.

2. Tissez le bacon. 15 morceaux à la verticale, 12 morceaux à l'horizontale et les 3 autres coupés en deux pour remplir le reste, à l'horizontale.

3. Assaisonnez le bacon avec votre mélange d'assaisonnement préféré.

4. Ajoutez le fromage au bacon, en laissant un espace d'environ 3 cm entre les bords.

5. Ajoutez les épinards et appuyez dessus pour les comprimer. Cela vous aidera lorsque vous les enroulerez.

6. Roulez votre tissage lentement, en vous assurant qu'il reste bien serré et qu'il ne dépasse pas trop. Il se peut qu'un peu de fromage tombe, mais ne vous inquiétez pas pour cela. Ajoutez votre assaisonnement à l'extérieur si vous le souhaitez.

7. Placez une feuille de papier cuisson et ajoutez beaucoup de sel. Cela permettra de récupérer l'excès de graisse du lard et d'éviter que votre four ne fume.

8. Mettez le bacon sur une grille de refroidissement et posez-la sur votre plaque de cuisson.

9. Faites cuire pendant environ 60 à 70 minutes, sans ouvrir la porte du four. Votre bacon doit être très croustillant sur le dessus une fois cuit.

10. Laissez refroidir pendant 10 à 15 minutes avant de le retirer de la grille de refroidissement. Coupez-le en morceaux et servez !

Informations nutritionnelles par portion

63,7 g de matière grasse ; 54,7 g de protéines ; 4,9 g de glucides nets

Cari de crevettes aux choux-fleurs

Rendement : 6 portions

Ingrédients

- 700 g de crevettes
- 5 tasses d'épinards crus
- 4 tasses de bouillon de poulet
- 1 oignon moyen
- ½ tête de chou-fleur moyen
- 1 tasse de lait de coco
- ¼ tasse de beurre
- ¼ de tasse de crème épaisse
- 3 cuillères d'huile d'olive
- 2 cuillères de curry en poudre
- 1 cuillère de farine de noix de coco
- 1 cuillère de cumin
- 2 cuillères d'ail en poudre
- 1 cuillère de poudre de chili
- 1 cuillère de poudre d'oignon
- 1 cuillère de paprika
- ½ cuillère de gingembre moulu
- ½ cuillère de coriandre
- ½ cuillère de curcuma
- ¼ cuillère de cannelle

Préparation

1. Mélangez toutes les épices (sauf la farine de noix de coco), mettez-les de côté.

2. Coupez 1 oignon moyen en rondelles.

3. Dans une poêle, faites chauffer 3 cuillères d'huile d'olive. Ajouter l'oignon, faites-le cuire jusqu'à ce qu'il soit tendre.

4. Ajoutez le beurre, la crème épaisse et les épices, remuez pour que tout soit bien mélangé.

5. Après environ 2 minutes, ajoutez 4 tasses de bouillon de poulet et 1 tasse de lait de coco. Remuez bien et couvrez.

6. Faites cuire pendant 30 minutes, avec le couvercle. Hachez le chou-fleur en petits bouquets et ajoutez-le au cari. Laissez cuire pendant 15 minutes supplémentaires, à couvert.

7. Déveinez les crevettes, puis ajoutez-les au cari. Laissez cuire pendant 20 minutes supplémentaires, sans couvercle.

8. Ajoutez la farine de noix de coco et remuez bien dans le cari. Laissez cuire pendant 5 minutes.

9. Après 5 minutes, ajoutez les épinards et mélangez bien le tout. Laissez cuire pendant 5 à 10 minutes supplémentaires sans fermer le couvercle.

Informations nutritionnelles par portion

19,5 g de matière grasse ; 27,4 g de protéines ; 5,6 g de glucides nets

Bœuf à la bolognaise

Rendement : 4 portions

Ingrédients

- 4 tranches de bacon, hachées
- 700 g de bœuf haché
- Sel et poivre noir fraîchement moulu
- ¾ tasse de crème épaisse
- 800 g de purée de tomates
- Zoodles, pour servir
- Fromage parmesan râpé, pour servir (facultatif)

Préparation

1. Ajoutez le bacon dans une poêle profonde froide et placez-le sur un feu moyen vif. Faites cuire jusqu'à ce qu'il soit croustillant de partout, en le retournant une fois. Déposez-le dans un bol à l'aide d'une cuillère à rainures.

2. Émiettez le bœuf dans la poêle. Assaisonnez avec du sel et du poivre. Faites cuire, en remuant de temps en temps, jusqu'à ce qu'il soit bien doré, de 5 à 7 minutes.

3. Diminuez le feu à moyen doux. Incorporez la crème en remuant. Faites cuire, en remuant de temps en temps, jusqu'à ce que la crème soit presque évaporée, mais que la viande ne soit pas sèche, environ 10 minutes.

4. Incorporez la purée de tomates en prenant soin de racler les morceaux brunis au fond de la poêle. Assaisonnez avec du sel. Porter à ébullition. Réduisez le feu à faible intensité. Laissez cuire pendant 2 à 3 heures, en remuant de temps en temps. Si nécessaire, ajoutez quelques cuillères d'eau pour éviter que la sauce ne colle à la poêle.

5. Environ 30 minutes avant que la sauce ne soit prête, commencez à préparer les zoodles.

6. Servez la Bolognaise sur les zoodles, avec du fromage de brebis, si vous le souhaitez.

Informations nutritionnelles par portion

36,2 g de matière grasse ; 42,6 g de protéines ; 3,7 g de glucides nets

Burger omnivore

Rendement : *2 portions*

Ingrédients

- 450 g de bœuf haché
- 100 g de champignons tranchés
- ¼ d'oignon
- ¼ de poivron
- 2½ tasses d'épinards crus
- 2½ cuillères d'amandes grillées
- 1 cuillère de fromage à la crème
- ½ cuillère de crème épaisse
- ½ cuillère de beurre
- 1 cuillère de cumin
- 1 cuillère de flocons de piment rouge

Préparation

1. Préchauffez le four à 240 °C.

2. Prenez 100 g de champignons, ¼ d'oignon et ¼ de poivron. Mettez-les dans le robot de cuisine et pulsez jusqu'à ce que vous ayez des dés de légumes.

3. Ajoutez votre viande, les légumes en dés et les assaisonnements dans un bol et mélangez bien.

4. Répartissez le mélange de viande en 3 galettes de burger.

5. Posez les 3 galettes sur une grille de refroidissement qui se trouve au-dessus d'une plaque de cuisson. La plaque de cuisson doit être recouverte d'une feuille d'aluminium et du sel doit y être ajouté (pour récupérer les égouttements).

6. Mettez une petite quantité de viande restante dans la poêle et faites grésiller.

7. Ajoutez les épinards et laissez-les se faner avec un peu de sel, de poivre et de flocons de piment rouge.

8. Ajoutez les amandes, le fromage à la crème, le beurre et la crème épaisse et remuez bien. Laissez cuire et restez au chaud.

9. Retirez les hamburgers du four après 20 minutes. Surveillez-les, car dès qu'ils commencent à dépasser la température de cuisson, ils cuisent rapidement.

Informations nutritionnelles par portion

38,5 g de matière grasse ; 45,3 g de protéines ; 4,8 g de glucides nets

Ragoût de bœuf à la cannelle

Rendement : 1 portion

Ingrédients

- 120 g de bœuf
- ¾ tasse de bouillon de bœuf
- 1 cuillère d'huile de noix de coco
- ¼ d'oignon moyen
- Zeste de ¼ d'orange
- Jus de ¼ d'orange
- ¾ cuillère de thym frais
- ¾ cuillère d'ail haché
- ½ cuillère de cannelle moulue
- ½ cuillère de sauce de soja
- ¼ cuillère de romarin
- 1 feuille de laurier

Préparation

1. Coupez vos légumes en dés, coupez votre viande en petits cubes et zestez une orange entière.

2. Faites chauffer l'huile de coco dans une poêle, jusqu'à ce qu'elle soit fumante.

3. Ajoutez votre viande assaisonnée (sel et poivre) dans la poêle par lots. Ne remplissez pas trop la poêle. Faites dorer la viande et retirez-la de la poêle, puis ajoutez encore de la viande pour la faire dorer.

4. Une fois que la viande est bien dorée, retirez le dernier lot et ajoutez vos légumes. Laissez-les cuire pendant 2 minutes.

5. Ajoutez votre jus d'orange pour dégraisser la poêle, puis ajoutez tous les autres ingrédients sauf le romarin, la

sauge et le thym.

6. Laissez cuire un moment, puis transférez tous les ingrédients dans votre mijoteuse.

7. Laissez cuire pendant 3 heures à feu vif.

8. Ouvrez votre mijoteuse et ajoutez le reste de vos épices. Laissez cuire à feu vif pendant 1 à 2 heures.

Informations nutritionnelles par portion

44,5 g de matière grasse ; 53,5 g de protéines ; 1,9 g de glucides nets

Sauté de saucisses aux épinards

Rendement : *3 portions*

Ingrédients

- 4 Saucisses de poulet
- 3 tasses de brocolis
- 3 tasses d'épinards
- ½ tasse de parmesan
- ½ tasse de sauce tomate
- ¼ de tasse de vin rouge
- 2 cuillères de beurre
- 2 cuillères d'ail haché
- ½ de flocons de piment rouge

Préparation

1. Tranchez les 4 saucisses.
2. Commencez à faire bouillir de l'eau. Pendant ce temps, ajoutez votre saucisse dans une poêle à feu vif.
3. Ajoutez votre brocoli à l'eau bouillante et faites-le cuire pendant 3 à 5 minutes selon votre goût.
4. Remuez vos saucisses jusqu'à ce qu'elles brunissent des deux côtés.
5. Mettez vos saucisses sur un côté de la poêle, puis ajoutez le beurre. Mettez votre ail dans le beurre et laissez sauter pendant 1 minute.
6. Mélangez le tout, puis ajoutez vos brocolis.
7. Versez la sauce tomate, le vin rouge et ajoutez les flocons de piment rouge.
8. Mélangez le tout, ajoutez vos épinards avec du sel et du poivre et laissez cuire. Laissez mijoter pendant 5 à 10 minutes.

Informations nutritionnelles par portion

28,3 g de matière grasse ; 35,7 g de protéines ; 7,3 g de glucides nets

Poulet croustillant au curry

Rendement : *1 portion*

Ingrédients

- 2 cuisses de poulet
- 1 cuillère d'huile d'olive
- ½ cuillère de curry jaune
- ½ cuillère de sel
- ¼ cuillère de cumin
- ¼ cuillère de paprika
- ¼ cuillère de poudre d'ail
- 1/8 cuillère de coriandre
- 1 pincée de cannelle
- 1 pincée de gingembre

Préparation

1. Préchauffez le four à 220 °C.
2. Mélanger toutes les épices dans un bol.
3. Enveloppez une plaque de cuisson dans du papier d'aluminium et posez les cuisses de poulet sur le papier d'aluminium.
4. Passez l'huile d'olive uniformément sur toutes les cuisses de poulet.
5. Mettez le mélange d'épices sur les deux côtés du poulet, en l'enrobant généreusement.
6. Faites cuire au four pendant 40 à 50 minutes.
7. Laissez-le refroidir pendant 5 minutes avant de le servir.

Informations nutritionnelles par portion

51 g de matière grasse ; 59,6 g de protéines ; 5,6 g de glucides nets

Poulet effiloché

Rendement : *4 portions*

Ingrédients

- 6 cuisses de poulet désossées et sans peau
- 1/3 de tasse de beurre salé
- ¼ de tasse Erythritol
- ¼ de tasse de vinaigre de vin rouge
- ¼ de tasse de bouillon de poulet
- ¼ de tasse de pâte de tomate
- 2 cuillères de moutarde jaune
- 2 cuillères de moutarde brune épicée
- 1 cuillère de sauce soja
- 2 cuillères de poudre de chili
- 1 cuillère de cumin
- 1 cuillère de piment de Cayenne

Préparation

1. Mélangez tous les ingrédients, sauf le beurre et les cuisses de poulet.

2. Placez les cuisses de poulet congelées (ou fraîches) dans la mijoteuse et versez la sauce dessus.

3. Si vous n'êtes pas à la maison, ajoutez du beurre, mettez à feu doux et laissez mijoter pendant 7 à 10 heures.

4. Si vous êtes à la maison, laissez cuire à feu doux pendant 2 heures. Ajoutez le beurre, passez à la cuisson haute et laissez cuire pendant 3 heures supplémentaires.

5. Une fois que le poulet est cuit, déchiqueter le poulet avec deux fourchettes. Mélangez toute la sauce et laissez cuire à feu vif pendant 45 minutes sans le couvercle. Cela fera réduire la sauce.

6. Facultatif : Servez avec du gros sel de mer saupoudré sur le dessus, ainsi que de la pâte de piment et un peu de curry pour la couleur.

Informations nutritionnelles par portion

30 g de matière grasse ; 51,5 g de protéines ; 2,3 g de glucides nets

Fresque Queso frit

Rendement : *5 portions*

Ingrédients

- 450 g de Fresque Queso
- 1 cuillère d'huile de noix de coco
- ½ cuillère d'huile d'olive

Préparation

7. Coupez le fromage en cubes, ou en petits rectangles.

8. Dans une poêle, faites chauffer à feu vif une cuillère d'huile de noix de coco et une demi-cuillère d'huile d'olive.

9. Une fois que le point de fumée est atteint, ajoutez votre fromage. Laissez cuire jusqu'à ce qu'il soit doré d'un côté, puis retournez et faites de même de l'autre côté.

10. Retirez de la poêle et égouttez l'excès de graisse sur un papier absorbant.

Informations nutritionnelles par portion

19,5 g de matière grasse ; 16 g de protéines ; 0 g de glucides nets

Soupe de moules

Rendement : 4 portions

Ingrédients

- 2 cuillères de beurre
- 150 g de bacon en dés
- 2 gousses d'ail, hachées
- 1 oignon jaune
- 225 g de céleri-rave, pelé et coupé en dés
- 225 ml d'eau
- 450 ml de crème double
- 1 cuillère de thym frais, finement haché
- 1 feuille de laurier
- 225 g de moules
- Sel et poivre

Préparation

1. Faites chauffer le beurre dans une poêle de taille moyenne à feu modéré. Ajoutez le bacon et faites-le frire jusqu'à ce qu'il soit très croustillant. Déposez le bacon dans une assiette. Réservez la graisse de lard.

2. Dans la même poêle, faites revenir l'ail, les oignons et le céleri rave jusqu'à ce qu'ils soient dorés. Ajoutez le thym et le laurier en remuant.

3. Ajoutez la crème et l'eau dans la poêle. Portez à légère ébullition. Réduisez le feu et laissez mijoter pendant 10 minutes.

4. Ajoutez finement les moules. Remuez et laissez mijoter la chaudrée pendant 2 minutes supplémentaires. Vérifier le degré de salinité avant d'assaisonner. Les moules peuvent être salées. Retirez du feu et réservez.

5. Servez chaud dans des bols à soupe garnis de bacon frit et de persil haché.

Informations nutritionnelles par portion

65 g de matière grasse ; 19 g de protéines ; 12 g de glucides nets

DESSERT

Pudding au chia

Rendement : *2 portions*

Ingrédients

- ¾ tasse de lait de coco non sucré
- 2 cuillères de café expresso ou de café fortement infusé
- Zeste d'une orange
- 4 cuillères de graines de chia blanc
- 2 cuillères d'amandes effilées, grillées

Préparation

1. Dans un petit bol, mélangez au fouet le lait de coco, le café expresso et le zeste d'orange. Incorporez les graines de chia en remuant jusqu'à ce qu'elles soient bien mélangées.

2. Répartissez le mélange dans deux bocaux. Couvrez-les avec leurs couvercles. Laissez-les refroidir pendant au moins 24 heures, et jusqu'à 2 jours. Le pudding se conservera, couvert, jusqu'à 4 jours. Pour servir, garnissez chaque pudding avec le reste des amandes effilées.

Informations nutritionnelles par portion

14,4 g de matière grasse ; 7,2 g de protéines ; 4,8 g de glucides nets

Bombes de gras aux amandes

Rendement : 12 bombes

Ingrédients

- 6 cuillères de pépites de chocolat noir
- 6 cuillères de beurre d'amande
- 6 cuillères d'huile de noix de coco

Préparation

1. Tapissez un mini moule à muffins de 12 pièces avec du papier cuisson.

2. Dans un petit bol allant au micro-ondes, faites fondre les pépites de chocolat à intervalles de 30 secondes. Versez la moitié dans les moules préparés. Laissez refroidir pendant 5 minutes.

3. Dans une petite casserole, combinez le beurre d'amande et l'huile de coco à feu doux. Laissez cuire jusqu'à ce qu'ils soient fondus, en remuant pour bien les mélanger. Versez une quantité égale sur le chocolat dans les moules en papier.

4. Versez uniformément le reste du chocolat sur la garniture au beurre d'amande. Mettez au réfrigérateur pour qu'il se raffermisse, au moins deux heures. À conserver au réfrigérateur.

Informations nutritionnelles par bombe

13,4 g de matière grasse ; 2,2 g de protéines ; 3,2 g de glucides nets

Brownies

Rendement : 16 brownies

Ingrédients

- ¾ tasse d'huile d'avocat
- ¾ tasse d'édulcorant granulé à base d'érythritol
- 3 gros œufs
- ½ cuillère d'extrait de vanille
- 50 g de farine d'amande blanchie
- ⅓ tasse de cacao en poudre
- ½ cuillère de levure chimique
- ¼ cuillère de sel
- ½ tasse de noix de Grenoble ou de pacanes crues hachées (facultatif)

Préparation

1- Préchauffez le four à 160 °C et graissez un moule carré.
2- Dans un grand bol, fouettez ensemble l'huile, l'édulcorant, les œufs et l'extrait de vanille.
3- Ajoutez la farine d'amandes, la poudre de cacao, la poudre à pâte, le sel et fouettez jusqu'à homogénéité. Incorporez les noix hachées, le cas échéant.

4- Faites cuire au four pendant 20 minutes ou jusqu'à ce que les bords soient fermes, mais que le centre soit encore un peu mou au toucher. Si vous préférez des brownies plus cuits, faites-les cuire plus longtemps.

5- Retirez du four et laissez refroidir complètement dans la poêle. Coupez ensuite en 16 carrés.

Valeurs nutritionnelles par portion

15,5 g de matière grasse ; 3,2 g de protéines ; 1 g de glucides nets

Mousse d'avocat aux amandes

Rendement : 2 portions

Ingrédients

- 1 avocat mûr, dénoyauté et sans peau
- 2 cuillères de poudre de cacao
- ½ cuillère d'extrait de vanille
- 6 à 8 cuillères de lait de coco (selon la taille de l'avocat)
- 1 cuillère de pépites de chocolat noir
- 1 cuillère de flocons de noix de coco
- 1 cuillère d'amandes effilées
- Crème fouettée à la noix de coco, pour servir (facultatif)

Préparation

1. Incorporez l'avocat, le cacao en poudre, la vanille et le lait de coco dans le bol d'un robot de cuisine.

2. Pulsez jusqu'à ce que le mélange soit lisse.

3. Répartissez la préparation dans deux petits bols ou pots. Garnissez uniformément avec les pépites de chocolat, les flocons de noix de coco et les amandes. Couvrez avec un film alimentaire et mettez au réfrigérateur pendant au moins 2 heures, jusqu'à ce que le pudding soit pris. Vous pouvez préparer le pudding jusqu'à une journée à l'avance. Garnissez de crème fouettée à la noix de coco avant de servir, si vous en utilisez.

Informations nutritionnelles par portion

37 g de matière grasse ; 263,4 g de protéines ; 9,7 g de glucides nets

Crème fouettée

Rendement : 1 tasse

Ingrédients

- 1 boîte (400 g) de lait de coco entier non sucré

Préparation

1. Veillez à placer la boîte de lait de coco au réfrigérateur 24 heures avant de préparer cette crème fouettée.

2. Le lendemain, ouvrez la boîte, videz les morceaux solides et ajoutez-les dans un petit bol (gardez le reste de l'eau de coco pour un autre usage). À l'aide d'un batteur à main, fouettez les solides de la noix de coco jusqu'à ce qu'ils soient mousseux et épaississent en une crème légèrement ferme. À utiliser immédiatement.

Informations nutritionnelles par tasse

6,3 g de matière grasse ; 0,6 g de protéines ; 0,8 g de glucides nets

Cake aux épices

Rendement : *12 cakes*

Ingrédients

- 2 tasses de farine d'amande
- ¾ tasse d'érythritol
- ½ tasse de beurre salé
- 5 cuillères d'eau
- 4 gros œufs
- 2 cuillères de poudre à lever
- 1 cuillère d'extrait de vanille
- ½ cuillère de cannelle
- ½ cuillère de noix de muscade
- ½ cuillère de gingembre
- ¼ de cuillère de girofle moulu

Garniture
- 225 g de fromage à la crème
- 2 cuillères de beurre
- 3 cuillères d'érythritol
- 1 cuillère d'extrait de vanille
- Zeste de la moitié d'un citron

Préparation

1. Préchauffez le four à 180 °C.

2. Dans un bol, ajoutez le beurre et l'édulcorant. Réduisez le tout en crème jusqu'à ce que le mélange soit lisse.

3. Ajoutez 2 œufs et continuez à mélanger jusqu'à ce que le mélange soit homogène, puis ajoutez et mélangez les 2 derniers œufs.

4. Broyez les épices, puis ajoutez tous les ingrédients secs à la pâte. Mélangez jusqu'à obtenir une pâte lisse.

5. Ajoutez l'eau à la pâte et mélangez bien, jusqu'à ce que le mélange soit crémeux.

6. Vaporisez le moule à cupcakes, remplissez-le aux ¾ environ et mettez-les au four pendant 15 minutes.

7. Pendant qu'ils cuisent, crémez ensemble le fromage à la crème, le beurre, l'édulcorant, la vanille et le zeste de citron pour le garnissage.

8. Retirez les cupcakes du four, laissez-les refroidir pendant 15 minutes, puis passez-les au glaçage.

Informations nutritionnelles par cake

27 g de matière grasse ; 7,3 g de protéines ; 3,3 g de glucides nets

Cookies à la vanille

Rendement : 10 cookies

Ingrédients

- 1½ tasse de farine d'amandes blanchies
- ½ tasse de beurre non salé
- 1/3 de tasse d'Erythritol
- 2 gros œufs
- 2 cuillères de café instantané
- 1½ cuillère d'extrait de vanille
- ½ cuillère de bicarbonate de soude
- ½ cuillère de sel
- ¼ cuillère de cannelle
- 17 gouttes de stévia liquide

Préparation

1. Préchauffez le four à 180 °C.

2. Dans un bol, mélangez la farine d'amande, le café soluble, le bicarbonate de soude, le sel et la cannelle.

3. Dans des récipients ou des bols séparés, séparez les blancs et les jaunes d'œufs.

4. Dans un autre bol, ajoutez le beurre et battez-le bien. Ajoutez l'érythritol au beurre et continuez à le battre jusqu'à ce qu'il devienne presque blanc.

5. Ajoutez les jaunes d'œufs au beurre et mélangez jusqu'à ce que le mélange soit lisse.

6. Ajoutez la moitié de la farine d'amande mélangée au beurre et mélangez. Ajoutez l'extrait de vanille et le stévia liquide, puis ajoutez le reste de la farine d'amandes et mélangez bien.

7. Battez les blancs d'œufs jusqu'à l'obtention de pics fermes. Incorporez les blancs d'œufs à la pâte à biscuits.

8. Répartissez vos biscuits sur une plaque à biscuits, j'ai fait 10 gros biscuits. Faites-les cuire pendant 12 à 15 minutes.

9. Une fois la cuisson terminée, placez les biscuits sur une grille de refroidissement pendant 10 à 15 minutes.

Informations nutritionnelles par biscuit

17,1 g de matière grasse ; 3,9 g de protéines ; 1,4 g de glucides nets

Café Bulletproof

Rendement : 1 tasse

Ingrédients

- 1 tasse de café chaud
- 1 cuillère de beurre non salé
- 1 cuillère d'huile de noix de coco
- 1 cuillère de crème épaisse

Préparation

Mettez tous les ingrédients dans le récipient d'un mixeur. Mixez à puissance élevée pendant 30 à 60 secondes, jusqu'à ce que le mélange soit mousseux.

Informations nutritionnelles par tasse

30 g de matière grasse ; 0 g de protéines ; 1 g de glucides nets

Chai Bulletproof

Rendement : 1 tasse

Ingrédients

- 340 g de thé noir infusé à chaud
- 2 cuillères de beurre
- ¼ tasse de lait de coco non sucré
- ¼ cuillère cardamome
- ¼ cuillère de gingembre frais râpé
- ¼ cuillère de clous de girofle en poudre
- ½ cuillère de cannelle

Préparation

Mettez tous les ingrédients dans le récipient d'un mixeur. Mixez à puissance élevée pendant 30 à 60 secondes, jusqu'à ce que le mélange soit mousseux.

Informations nutritionnelles par tasse

51 g de matière grasse ; 3,5 g de protéines ; 6 g de glucides nets

Truffes à la noix de coco

Rendement : 24 truffes

Ingrédients

- 2 tasses de noix de macadamia non salées et grillées
- ⅔ tasse de noix de coco râpée, non sucrée
- ⅓ tasse d'édulcorant en poudre à base d'érythritol
- 2 cuillères de collagène en poudre
- 1 cuillère d'huile de noix de coco fondue
- 1 cuillère d'extrait de vanille
- ⅛ cuillère de sel

Préparation

1- Mettez les noix de macadamia et la noix de coco râpées dans un robot culinaire. Malaxez jusqu'à ce que le mélange commence à s'agglutiner en boule.

2- Transférez le mélange de noix dans un grand bol et ajoutez l'édulcorant, le collagène, l'huile de noix de coco fondue, l'extrait de vanille et le sel jusqu'à homogénéité.

3- Répartissez le reste de noix de coco râpée sur une assiette peu profonde. Tapissez une plaque à pâtisserie de papier ciré ou de papier sulfurisé.

4- En travaillant avec environ 1 cuillère à la fois, pressez le mélange de truffes ensemble dans vos mains pour le compacter, puis roulez-le en boule. Roulez chaque boule dans la noix de coco râpée et déposez-la sur la plaque à pâtisserie tapissée. Réfrigérez jusqu'à ce que le mélange soit ferme, environ 1 heure.

Valeurs nutritionnelles par truffe

20,3 g de matière grasse ; 2,1 g de protéines ; 1,8 g de glucides nets

Glace crémeuse à la vanille

Rendement : 3 tasses

Ingrédients

- 2 œufs
- 3 jaunes d'œufs
- ⅔ tasse d'érythritol
- ½ gousse de vanille
- 1⅓ tasse de crème à fouetter épaisse
- ½ cuillère d'extrait de vanille

Préparation

1. Placez les œufs, les jaunes d'œufs et ⅓ tasse de l'édulcorant dans un bol à l'épreuve de la chaleur sur une casserole d'eau à peine frémissante. Fouettez continuellement jusqu'à ce que le mélange épaississe, 5 à 7 minutes. Retirez le bol de la casserole et laissez refroidir le mélange jusqu'à ce qu'il soit tiède, en fouettant fréquemment.

2. Coupez la gousse de vanille dans le sens de la longueur et grattez les graines à l'aide d'un couteau aiguisé. Incorporez les graines de vanille dans le mélange d'œufs.

3. Dans un grand bol, à l'aide d'un batteur électrique, fouettez la crème avec le reste de ⅓ tasse d'édulcorant et l'extrait de vanille jusqu'à ce qu'elle tienne des pics fermes. Ajoutez le mélange d'œufs à la crème fouettée et incorporez délicatement jusqu'à ce qu'il ne reste plus de traces.

4. Transférez le mélange dans un contenant hermétique et congelez jusqu'à ce qu'il soit ferme, 6 à 8 heures.

Informations nutritionnelles par tasse

22,2 g de matière grasse ; 4,5 g de protéines ; 2 g de glucides nets

Conclusion

Au tout début, il peut être difficile de suivre un régime cétogène. Néanmoins, l'abondance des aliments sains s'élargit, ce qui facilite l'accès aux aliments de qualité à faible teneur en glucides.

Au cours du premier mois, essayez de maintenir la consommation de glucides à un niveau aussi bas que possible. Retirez de votre alimentation tous les sucres ajoutés et assurez-vous de boire suffisamment d'eau.

L'idée principale des recettes contenues dans ce livre est de vous donner un coup de pouce en termes de choix d'aliments que vous pourrez apprécier au-delà du plan de repas de 28 jours fourni. La variété est cruciale pour assurer la durabilité d'un régime.

L'une des principales clés de tout changement de mode de vie alimentaire réussi réside depuis toujours dans des recettes conformes aux principes de l'alimentation saine.

Conversion des unités de mesure

Conversion de mesure liquide - tasse en millilitre	
1/8 cuilliere à thé =	0.5 ml
1/4 cuilliere à thé =	1.25 ml
1/2 cuilliere à thé =	2.5 ml
1 cuilliere à thé =	5 ml
1 1/2 cuilliere à thé =	7.5 ml
1/4 cuilliere à thé =	4 ml
1/2 cuilliere à thé =	7.5 ml
1 cuilliere à thé =	15 ml
1/8 tasse =	30 ml
1/4 tasse =	60 ml
1/3 tasse =	80 ml
3/8 tasse =	90 ml
1/2 tasse =	125 ml
5/8 tasse =	150 ml
2/3 tasse =	160 ml
3/4 tasse =	180 ml
7/8 tasse =	210 ml
1 tasse =	250 ml
1 1/4 tasse =	300 ml
1 1/2 tasse =	375 ml
1 3/4 tasse =	475 ml
2 tasse =	500 ml
3 tasses =	750 ml
4 tasse =	1000 ml = 1 litre
8 tasse =	2000 ml = 2 litre

Conversion souvent utilisée pour les recettes (Solide)

30 ml de beurre =	1/8 tasse
60 ml de beurre =	1/4 tasse
120 ml de beurre =	1/2 tasse
100 grammes de beurre =	1/4 tasse
200 grammes de beurre =	1/2 tasse
300 grammes de beurre =	3/4 tasse
62 ml de sucre =	1/4 tasse
125 ml de sucre =	1/2 tasse
250 ml de sucre =	1 tasse
40 grammes de sucre =	50 ml
60 grammes de sucre =	75 ml
80 grammes de sucre =	100 ml
250 ml de cassonade =	1 tasses
500 ml de cassonade =	2 tasses
5 ml de poudre a pate =	1 cuillere a the
1/4 tasse de margarine =	50 grammes
1/2 tasse de margarine =	100 grammes
3/4 tasse de margarine =	150 grammes
1 tasse de margarine =	200 grammes
1 cuillère a soupe de beurre =	15 grammes
1/2 tasse de beurre =	100 grammes
1 tasse de beurre =	200 grammes
1/2 tasse de farine =	58 grammes
1 tasse de farine =	115 grammes
2 tasse de farine =	230 grammes
1/2 tasse de sucre a glacer =	75 grammes
1 tasse de sucre a glacer =	150 grammes
1 1/3 tasse de flocon d'avoine =	100 grammes

Printed in France by Amazon
Brétigny-sur-Orge, FR